U0662360

广 雅

聚 焦 文 化 普 及 ， 传 递 人 文 新 知

广　大　而　精　微

撑起TA的晴天

当你爱的人深陷抑郁

[荷兰] 胡布·布伊森 著

张轶弛 译

Als een dierbare depressief is

Helpen zonder
jezelf te verliezen

GUANGXI NORMAL UNIVERSITY PRESS

广西师范大学出版社

·桂林·

撑起 TA 的晴天

CHENGQI TADE QINGTIAN

© 2018, Uitgeverij Unieboek｜Het Spectrum bv. For the original edition.
Original title: Als een dierbare depressief is. Translated from the Dutch language
Text copyright: © Huub Buijssen
www.unieboekspectrum.nl
The Simplified Chinese translation rights arranged with Uitgeverij Unieboek｜
Het Spectrum bv through Rightol Media.（本书中文简体版权经由锐拓传媒取
得 copyright@rightol.com）
© 2025, GUANGXI NORMAL UNIVERSITY PRESS GROUP Co., Ltd. For
 the Simplified Chinese edition
著作权合同登记号桂图登字：20-2024-177 号

图书在版编目（CIP）数据

撑起 TA 的晴天 ：当你爱的人深陷抑郁 ／（荷）胡布·布伊
森著 ； 张轶弛译. -- 桂林 ：广西师范大学出版社，2025. 9.
ISBN 978-7-5598-7773-4

Ⅰ. R473.74-62

中国国家版本馆 CIP 数据核字第 2025FA8517 号

广西师范大学出版社出版发行

（广西桂林市五里店路 9 号　邮政编码：541004）
网址：http://www.bbtpress.com

出版人：黄轩庄

全国新华书店经销

广西昭泰子隆彩印有限责任公司印刷

（南宁市友爱南路 39 号　邮政编码：530001）

开本：787 mm ×1 092 mm　　1/32

印张：8.125　　　字数：150 千

2025 年 9 月第 1 版　　2025 年 9 月第 1 次印刷

印数：0 001~5 000 册　　定价：59.00 元

如发现印装质量问题，影响阅读，请与出版社发行部门联系调换。

抑郁症让人失去构建未来的能力。

——罗洛·梅(Rollo May,心理学家)

如果一个人能够看到事件的结局,那么他几乎可以忍受所有痛苦。但抑郁症会悄无声息地潜入一个人的生活,使病情一天天恶化,直到再也看不到尽头。这团迷雾就像一个没有钥匙的囚笼。

——伊丽莎白·伍策尔(Elizabeth Wurtzel,作家、体验家)

"这种感觉就像是你的朋友、孩子、同事、宠物都相继死去,直到一切都不再存在,你身体里的每一根纤维都被悲伤浸透,再也无法找到生活的方向。除了痛苦、绝望和空虚,什么感觉都没有,也永远不会再有。当内心的所有感觉都消失后,你就变成了一具行尸走肉。"我清了清喉咙,声嘶力竭道:"但我不知所措——抑郁症差不多就是这种感觉。"

——米尔瑟·范·德·梅尔(Myrthe van der Meer,2012)

推荐序

　　说起抑郁症，相信很多人都已经很耳熟了。但是你真的了解抑郁症患者吗？——除了抑郁情绪，他们还会表现出哪些症状？为什么会如此表现？假设你的家人或朋友正受到抑郁症困扰，你又该如何跟他们接触，如何提供陪伴，如何帮助他们走出这段迷茫又痛苦的时光？

　　作为从事超过二十年心理咨询的我来说，临床实践中遇到了太多太多的抑郁症患者，也接触过很多的抑郁症家庭，对他们遭受的痛苦深有所感，也深知抑郁症症状的复杂与治疗的艰难。尤其看到在经过这么多年的科普以后，依然有很多人对抑郁症存在误解和偏见，不免心痛。因为这导致了很多人和家庭长期在抑郁的苦恼中挣扎和徘徊，以至无法自拔。

这次有幸受到广西师范大学出版社的邀请，以专家身份对荷兰心理学专家胡布·布伊森的著作《撑起TA 的晴天》进行审读，我深深为这位临床心理医生深厚的专业素养与极为可贵的人文关怀所折服和感动。全书以扎实的功底、朴实的文字，娓娓道来，就像一位和蔼可亲的老师，用最易懂的语言、最简单的描述，让读者——尤其是患者家属，真正认识抑郁症、理解抑郁症患者、了解抑郁症治疗途径，并学会如何提供科学陪伴。

作者首先对抑郁症的症状和特点分门别类地进行了介绍，并且结合了很多临床案例和一些患者自己的描述，让读者很容易就能感同身受，尤其是那些经历过或者正在经历抑郁困扰的人们；也让其他人更容易理解抑郁症患者的种种病理表现，从而减少对其的误解和偏见——这一点对患者来说非常重要。

然后，作者重点探讨了家人作为抑郁症患者接触最多的人群，应该如何为患者的康复提供有效支持，这是很多朋友需要的。在我们的咨询中经常会看到，很多抑郁症患者本就已经很痛苦，而家人无意识的伤害和误解，又进一步加深了他们的痛苦。这样不仅对患者的康复全无助益，甚至起到反作用，最后也会让家人更茫然、更无措。本书中的建议简单扼要、操作性强，让家人清楚地知道什么是该做的，什么是不该做的，相信会对那些受抑郁症困扰的家庭大有帮助。

再有，本书也科普了一些心理治疗的方法流派，虽然没有具体展开，只是简单介绍，但也能让大家知晓抑郁症是可以治疗的，而且方式方法也是多种多样的，不要觉得抑郁了就是没治了。抑郁症当然是可以治好的，只是需要时间，也需要患者、家属和咨询专家老师（心理医生）的共同努力，但首先需要患者和家属对此有充分的信心。

最后，也是最重要的，作者对抑郁症患者家属给予了充分的关注。作者首先提醒他们在帮助患者的过程中，要设法避免自己受到患者情绪的影响——这一点对患者和家属双方都很重要；然后用大量篇幅一一介绍了患者家属可能会遇到和出现的异常状况或情绪困扰，并贴心地给出了可操作的建议，以帮助患者家属保持身心愉悦，从而为患者提供更好的陪伴和支持。所以，对患者家属来说，这是一本温暖而实用的陪护指南。

在阅读本书的过程中，我常常会陷入回忆，脑海中会浮现出自己这些年心理咨询中遇到的那些典型的抑郁症案例，过往的一些情景历历在目，也让我下意识地检讨自己哪里可能会有疏漏，并思考应该如何在今后的咨询工作中进行改进。从这个角度来说，这本书不仅仅是对抑郁症感兴趣的大众群体、患者及其家属需要的，也是心理咨询从业者应该读一读的。尽管它较少涉及具体的心理咨询操作，但整本书都是在与患者家属对话，为他们科普相关知识，这可能是很多心理咨询从业者未予以足够重视的一个方面：抑郁症的治疗除了患者的配合，其身边人的理解和支持也非常重要。那么除了对患者进行疏导和治疗，我们应该如何与患者家属进行沟通，从而让他们更好地理解患者并为其提供有效的支持？关于这一点，本书将带给我们很多启发。

他山之石，可以攻玉。各国都有自己相对独立的心理治疗标准，我们也可以参照学习，不生搬硬套，好的就学习一下。

总之，这是一本通俗易懂、内容丰富且实用性强，适合多个群体的大众心理读物。对于抑郁症患者，它是从另一个视角了解自己和家人的自助读本；对于不了解什么是抑郁症的人来说，它是一本很好的科普读物；对于抑郁症患者家属，在我看来则应该将其列入必读书目；而对于心理咨询从业者，它也具有非常重要的参考价值。

所以，这是一本帮助我们更好地了解自己、也了解他人的好书。

刘爱民
2025 年 8 月

引　言

"抑郁症是我一生中经历过的最不愉快的事。它剥夺了我感受快乐的能力,我的内心不再充满希望。这种致命的感觉与简单的悲伤截然不同。悲伤会给人带来痛苦,但它是心灵所需的一种健康情感,人类需要这种感受;而抑郁症则完全是一种病态的感觉。"世界畅销书作家、《哈利·波特》(*Harry Potter*)系列图书的作者 J. K. 罗琳(J. K. Rowling)曾如此描述她人生中最黑暗的时期。

你很可能是因为亲人患有抑郁症才打算阅读这本书的。要知道,你并不是唯一的一个。据统计,每五个人中就会有一人患有抑郁症。而事实上患抑郁症的人数远比这多得多。因为这个数据统计并没有包括数十万尝试通过酒精、毒品或药物(尤其是安眠药和抗焦虑药物)来对抗抑郁情绪的人,这些人也正在(或曾经)遭受抑郁症折磨。假设一个人平均有五到七个关系亲密的人(包括伴侣、孩子、父母、兄弟姐妹和最好的朋友),如果他一生中连一次作为患者或关系亲密的患者家属直面抑郁症的经历都没有,那他简直就和中彩票一样幸运。

如果你的伴侣、兄弟姐妹、孩子或父母患上抑郁症,那么你将会面临很多困惑。你可能会思考:患抑郁症是什么感觉?我能提供什么帮助吗?有哪些禁忌?我该如何通过寻求专业的帮助来支持我的家人?我如何让他得到有效的帮助?我应该如何保护自己才能确保我自己的情绪不会因此而受到影响?……本书便旨在帮助你找到这些问题的答案。

本书想要传达的讯息是,你可以为你的抑郁症家人或朋友做很多事情,甚至比专业人士能够做的还要多。这不仅是因为相比专业护理人员,家人、朋友对抑郁症患者来说更重要,更直接的原因是后者与患者相处的时间往往更多。为了接受治疗，患者会与心理学家这类专业人士接触，但通常每周相处时间不会超过一小时；在除此之外的大部分时间里，患者总是和家人、朋友待在一起。因此家人和朋友的态度和支持更容易影响他们。

抑郁症不仅会影响患者，也会影响他们身边的人。抑郁症会使患者屈从于它的规则：行为优柔寡断，过度消极、极易受惊、逃避退缩，失去对生活的热情与热爱。患者一些异于常人、通常不太令人愉快的行为可能会对你的心情产生较大影响。压力、误解和愤怒可能会令你失去对自己生活的掌控感，甚至开始疏远家人。

有研究表明，有四分之三的抑郁症患者陪护人员会时常感到情绪低落或心情沉重。对此你应该不会感到惊讶。当你的家人陷入抑郁症危机时，他们通常会面临人际关系的压力。几乎所有的身体和精神疾病都会导致病人更关心自己而非他人；对抑郁症患者来说这种情况更甚。抑郁症的本质是使人更关注自己的内心。先前的给予与索取之间的平衡被打破，患者所拥有的有限精力需要用于平复自己的情绪。不仅如此，抑郁症还会耗尽患者身边人的精力。毕竟情绪是会传染的。内疚感、不安全感、对未来的不确定感、烦恼以及恼怒……患者所遭受的所有负面情绪同时也会折磨他身边的人。出于上述原因，相较于其他疾病，抑郁症更容易使人与人之间的关系变得紧张。

　　本书试图为读者提供一些避免出现心理问题的技巧和策略，心理问题不仅可能使我们失去家人，也可能使我们失去自己。书中的许多建议都来自和大家处境相同的朋友，但这并不意味着书中的所有内容都适用于每一个人或是可以解决所有问题。这也不是必须的，即便你仅能从书中找到一两个有用的技巧，通常也会让你看到希望和受到启发。

　　为了提升本书的可读性，我会在书中统一使用"他"来指代抑郁症患者。当然，不是只有男性才会得抑郁症，书中的"他"也可以指代"她"。

胡布·布伊森
于蒂尔堡，2017 年 11 月

目　录

Part 1　认识抑郁症

身患抑郁症究竟是一种什么样的感觉？你的伴侣、孩子或父母的思想和身体会因此发生哪些变化？

你可能也会经常问自己这些问题，因为你无法理解自己的家人现在的行为为何与以前如此不同。

如果你自己从未患过抑郁症，那么这本书可以帮助你了解你的抑郁症家人正在经历什么。了解了这些之后，你就更能理解你的家人，从而更好地给予支持。

在这一章中，我将尝试逐一描述抑郁症的特定症状，对抑郁症进行介绍。需要提前提醒大家的是，本章内容信息量较大，一口气读完一整章可能较难消化，所以建议最好分节阅读。

在对抑郁症患者的感受进行描述之前，我还要再说明两点。一是关于如何寻找合适的词语来描述患抑郁症的感觉，将在第一节对此进行讲解；二是关于抑郁症各个方面的特征，将在之后的章节进行详细介绍。

难以用言语描述

要准确描述抑郁症患者的感受，几乎是一项不可能完成的任务。经验丰富的精神科医生和心理学家都曾表示，如果一个人有过长期和抑郁症患者打交道的经历，那么他也许能在某种程度上理解他们，但绝不可能"感同身受"（Lütz，2009）。

即使是曾经遭受过抑郁症折磨的作家也一次次地强调，难以用言语描述抑郁症的感受。

作家和体验专家马特·海格（Matt Haig）曾说：

对一个没有过抑郁症经历的人，很难解释什么是抑郁症。就像向外星人解释地球上的生活一样困难。因为没有参照点，所以不得不借助隐喻。

被困在一个隧道里。

发现自己沉在海底。

仿佛身处火海之中。

很难解释它的严重程度，因为它已超出了正常的情绪范围。

（Matt Haig，2015）

抑郁症是一个难以用言语描述的经验领地。这片领地似乎被一道大栅栏圈了起来，栅栏上挂着一块牌子，上面写着"拒绝正常交流"。作家威廉·斯泰伦（William Styron，因其作品《苏菲的选择》[*Sophie's Choice*]被翻拍成电影而广为人知）晚年时患上了抑郁症，他曾如此描述："对于没有患过抑郁症的人来说，重度抑郁带来的痛苦超乎想象。而对于大多数曾经历过抑郁症的人来说，其可怕就在于这种痛苦是令人无法承受、难以言表的。"（William Styron，1990）

本书以文字为载体，因此对抑郁症的描述无论如何都会有所欠缺。如果连一位亲身经历过抑郁症的作家也无法准确用语言表达自己的感受，那么不得不承认，我——一个既不是作家也没有患过抑郁症的人——要想深入描述他们内心深处的感受，确实太自以为是了。尽管如此，我还是将基于我作为心理学家的知识、经验以及抑郁症相关文献，来尝试概述抑郁症患者的经历。为了将抑郁症尽可能形象地展示给读者，我会时不时地引用一些曾接受过我治疗的病人的话语，或是在报纸和杂志上发表的知名或不太知名的抑郁症患者的言论，以及小说中的一些片段。

抑郁症种类繁多，而且患者的症状也各不相同。抑郁症事实上是一种综合征：患者若至少具备下文列出的九种症状中的五种，则可被确诊为抑郁症；第二个关键条件是这五种症状中必须至少包括前两种主要症状之一。

抑郁症的常见症状

· 抑郁情绪

· 失去兴趣和快乐

· 无价值感

· 睡眠障碍

· 食欲变化

· 疲惫不堪

· 反应迟钝或持续的身体不适

· 难以集中注意力或优柔寡断

· 反复出现死亡或自杀念头

　　你的抑郁症家人身上也许并不会出现上述所有症状。他可能没有睡眠问题，但可能会变得非常迟钝、沮丧。这九种症状可以有数千种组合。两名同样被诊断为抑郁症的患者甚至可能没有任何相同的症状，因为某些症状可能是双向的：患者可能会受失眠困扰，也可能出现嗜睡症状；体重可能会减轻，也可能会增加；有可能食欲不振，也有可能暴饮暴食；可能行动迟缓，也可能兴奋过度；可能难以集中注意力，也可能变得优柔寡断。

此外，各种症状的严重程度也因人而异。进食障碍、注意力问题的严重程度有可能较轻，也有可能较重。在个人体验层面，情绪的强烈程度表现得最为直接：轻度抑郁症患者的悲伤情绪与中重度抑郁症患者完全不同，前者仍然可以因悲伤而哭泣；相比之下，后者会非常平静，甚至感觉不到自己的悲伤情绪。

最后，每个人都以不同的方式体验着这些痛苦和症状。有的人痛恨自己无法集中注意力，有的人对此并不在意，但非常担心自己会给身边的人造成困扰。

因此，每个抑郁症患者的症状和感受都不尽相同。可以说有多少个抑郁症患者，就有多少种抑郁症。阅读本章对这些症状的描述时要考虑到这一前提。

抑郁情绪

抑郁情绪和丧失享受生活的能力是抑郁症的两个

主要特征,这也是抑郁症又被称为"病理性抑郁"的原因。患者可能不会使用"抑郁"这个词,而是选择诸如"我感觉非常糟糕""我身处深谷之中""一切都笼罩着一层灰色的面纱""好像有一张黑暗的毯子盖住了我"或是"我不再知道该如何找到通往光明和快乐的道路了"等话语来描述他的感受。

抑郁情绪每天的表现可能都不一样。在大多数情况下,早上的抑郁情绪比晚上更严重。患者很难开启新的一天,他们宁愿用被子将自己裹住并继续躺在床上。有时情况恰恰相反,患者反而在早上感觉更好,但随着白天慢慢过去,他的情绪会越来越低落。专业文献中将这种情绪持续高涨或持续低落的现象称为"昼夜波动"。因为这是极少数仅会出现在抑郁症患者身上的一种症状,所以当心理治疗师和精神科医生怀疑就诊者患有抑郁症时,总是会求证这一问题。

在本书开头我曾提到,你可能常常想了解受抑郁症困扰的家人的感受。当我们脑海中出现"抑郁"这个词时,可能下意识里都会自动联想到自己生命中某个艰难的阶段，所以会想当然地认为自己了解患者的感受。然而，如果你曾在生命中的特定时期因为一件悲伤的事而情绪低落，那只是你哀悼过去的正常反应，与抑郁症毫无关联。

我们不能将抑郁症所导致的抑郁情绪与正常的悲伤情绪进行比较，也无法将其和所有人都可能出现的低落情绪相提并论。重度抑郁症患者甚至会感到极度空虚。我曾经给一位抑郁症患者进行治疗，当我问到他的感受时，他说："当你因为某种原因而感到非常难过时，这种感觉非常糟糕。但至少你还是能感觉到什么。但如果你患有（重度）抑郁症，可能什么都感觉不到，甚至还要更糟。这种感觉就像是我和我的情感之间隔着一堵玻璃墙。"我花了些时间才真正明白他的意思——直到回忆起多年前的一段恋爱经历，才略微能理解一点点。

我二十七岁时，爱上了一个比我小六岁的女孩奈勒克（Neleke），她当时正在学习荷兰语。我们恋爱了，但遗憾的是，仅仅两个月之后，她便从奈梅亨

（Nijmegen，我当时也住在那里）搬到了阿姆斯特丹（Amsterdam）。奈勒克对我说："那个城市更适合我，而且我在那里有很多事可做。"自此之后我们就只能每周末见一次。每周五或者周六我们见面时，我都觉得对她来说我是一个陌生人，在最初的几个小时里她都会表现得非常不自在。只有在多次的身体接触（做爱）之后，她的紧张情绪才会有所缓解并慢慢放松下来。我将这种反复出现的尴尬情绪归因于害羞，此外她可能也因为我们之间六岁的年龄差而有些怕我。她有时会对我说："你的适应速度比我快多了。"一年后，奈勒克出于同样的原因与我分手了（通过一张八行字的字条——她因为太害羞而不敢亲自告诉我）。我回忆起就在分手前几周，她分享了一些我不明白的事情，但当时她的话并没有引起我的警觉：一天晚上，当我问她左臂内侧的许多小红点从何而来时，她告诉我那是烧伤的。"在认识你之前，有一段时间我会用烟头烫伤自己。"当我问她为什么这么做时，她的回答是："为了能有一些感觉。"

　　几年后，当我的抑郁症患者形容他和他的情感之间有一堵"玻璃墙"时，我才恍然明白奈勒克那句话的意思。在我遇见她之前，奈勒克曾患有重度抑郁症。即使在我们恋爱期间，她也没有完全恢复过来，无法真正了解自己的感受。这就是为什么我们每周见面时彼此都会有些尴尬。

失去兴趣和快乐

　　想象一下，如果你最想要实现的愿望或长时间以来的梦想实现了，而你却体会不到任何幸福感；或者更准确地说，完全无动于衷。

　　大家应该能够理解我为什么会要求你们去做这个思维实验。它可以帮助你了解抑郁症的一个非常重要的症状：患者无法再沉浸地享受任何事情。即使面对他在患病前非常乐在其中的一些事物，患者也完全提不起兴趣，比如阳光灿烂的日子、与朋友会面、沐浴放松、观察顽皮可爱的孩子。他的心仿佛被冻住了。

　　因为患者无法再享受任何事物，所以他不再抱有任何期待，也不再有任何欲望。虽然他照常呼吸、吃饭和睡觉，但生活已经陷入停滞状态。他可能会试图通过以下话语让别人了解他的感受："我什么都不想做。""我必须竭尽全力去做每一件事。""不再有什么事是理所当然的了。""我就像一个机器人：我仍然能做事，但不会产生任何感觉。""我经常感到很无聊。""我以前会吹着口哨开开心心地去上班，但现在上班对我来说是一件很煎熬的事。""我再也笑不出来了，而且无法对任何事情产生兴趣。"一位多年来热衷参加足球俱乐部所有比赛的男士，可能会突然不愿再参加任何比赛，因为足球现在对他来说"不再有任何意义"。原先每周都去学跳舞的女孩，可能现在宁愿待在家中，因为舞蹈"不再能让她提起兴趣了"。一位曾经把所有的空闲时间都花在读书上并期待读书俱乐部的每月读书会的女性，可能会不再读书并一次次爽约读书会，因为她的心思已经不在读书上了。

无价值感

维也纳著名的精神病学家西格蒙德·弗洛伊德（Sigmund Freud）曾提出过很多主张，用现代的眼光来看，我们只能对他的有些想法同情地摇摇头，表示不甚赞同。当然，他也留给我们许多至今仍可受益的真知灼见。

弗洛伊德至今仍然有价值的一项发现便是关于悲伤和抑郁之间的区别。悲伤的人也会感知到灵魂的痛苦、忧郁和绝望，但抑郁症患者的抑郁同时还会掺杂其他情绪：他会受到强烈的自卑感和自责倾向的折磨。抑郁症会使一个人用悲观的态度看待一切，尤其是自己。抑郁症患者对自己缺乏信心，在最坏的情况下，他甚至会厌恶自己。他可能会认为："我一文不值。""我什么也做不了。""我希望自己是任何人，只要不是我自己。"

当他获得成功时，他会倾向于将其归因于巧合或运气好。相反,如果失败了,他会果断将其归咎于自己:"现在你看到了,我就是做不到!"即使周围的人认为根本不是他的错,他也会坚持这么想。(这里需要注意的是,自信的人的做法恰恰相反:他们将成功归因于自己的品质和努力,而将失败归因于运气不好、环境或其他不利因素。)

抑郁症患者不仅对自己的行为表现持消极态度,对自己的身材长相也是如此:"我太胖/太丑/没有吸引力。"他对自己性格的评价也很消极:"我很愚蠢/无聊/悲观。"自卑情绪甚至会导致他对自身道德品质的误判:"我是一个恶毒/不可靠/自私/没用的人。"所有这些负面评价最终可能会导致患者认为自己非常失败,认为他没有能力让自己的生活变得更好。

传言称荷兰著名作家西蒙·韦斯特迪克(Simon Vestdijk)创作时的"写作速度比上帝的阅读速度还要快",但他也曾多次遭受抑郁症的困扰。他曾经在一部作品中提到自己的"无价值感":

二月,我再次患上了抑郁症。和第一次的情形一模一样……(我)陷入了最难以忍受的绝望之中,内心还多了一种愧疚感,因为我无法阻止自己患病,比如通过我父亲非常推崇的"意志"来阻止自己陷入抑郁。我已经证明了自己非常健康,我能够像其他人一样在学校工作,但我仍在我的灵魂和身体中感受到了比第一次更加明显、具体化的痛苦。(……)我无法再工作,或者说无力再继续工作了,我的内心燃起一种极为强烈的自卑感,因为我无法与任何人谈论这件事,也找不到与我同病相怜的人。

(Simon Vestdijk,1975)

睡眠障碍

大约 20%的人经常受到睡眠问题的困扰。也许你也是其中的一员。即便不常见,你也可能偶尔有过睡眠质量不佳或睡眠不足的情况。你当时的感觉如何？大多数人在没有睡好的情况下会一整天都感到很疲惫。睡眠专家曾将晚上睡眠不足带来的后果与过量饮酒导致的宿醉相提并论。对大多数人来说，他们的幸福感很大程度上与睡眠质量有关。如果一夜好眠，他们会感觉良好，反之则不然。

现在想象一下，你接连几周都睡不好，而不是只有一两次。如果你能想象这种状态，或许就能更好地理解抑郁症患者的处境。

抑郁症几乎总是伴随着睡眠问题。最常见的症状是患者提前醒来并无法再度入睡。有的情况是患者会经历较长时段的清醒状态，其间心绪杂乱，思绪万千，很久之后才会感觉到睡意，然后只睡了一两个小时又再次醒来。还有一种情况是，患者会时不时地醒来并有一种自己一直没有睡着的感觉。第四种可能情况是患者几乎无法入睡，或者用一种更谨慎的说法：似乎睡得极少。

在另一些患者身上，睡眠障碍也可能以相反的形式出现：睡得很早却起得很晚，甚至有可能出现白天也仍然昏昏欲睡的情况。这可能是因为,当患者睡着的时候,他会暂时感觉不到抑郁情绪,忘记内心的空虚。

如果你与抑郁症患者同住,那么无论他正面临上述哪一种睡眠障碍——或短暂、不安的睡眠,或无休止的睡眠,都可能会让你心情不悦。短暂而不安稳的睡眠会干扰你晚上的休息;长时间的睡眠则可能会让你感到厌烦("你现在又要去睡觉了吗?")。

食欲变化

抑郁症也可能改变人的食欲。

有些患者的食欲和以前相比有所减弱。对这种患者来说,食物的味道也大不如前。如果生活不再有趣,那么食物自然也就索然无味了。我们进食是为了维持生命。抑郁症患者吃得极少,而且常常进食困难,所以会导致他体重明显下降,最后可能看起来很憔悴或不健康。

有些患者的情况则恰恰相反。他的食量可能相比之前要大得多,进食时可能会像动物一样狼吞虎咽,仿佛食物能够填补其内心的精神空虚。尤其是患有冬季抑郁症或双相情感障碍(躁郁症,bipolar disorder)的患者,往往倾向于过度进食。

有时排便也会受到影响,可能腹泻也可能便秘。毕竟对于很多人来说,肠胃系统就是情绪的晴雨表。

疲惫不堪

抑郁症的一个常见症状是经常感到疲惫。这种疲惫与人们辛苦工作一天或进行大量体力消耗后产生的疲劳感有着本质上的区别。

例如,在进行长距离骑行或高强度登山运动后,你会感觉到"累并快乐着"。你知道自己为什么会累,也知道休息之后疲惫感就会消失。

然而抑郁症患者的疲惫感并不是体力输出导致的,也与情绪紧张无关。疲惫似乎已经融入他的身体,即使在舒适的床上睡上一夜也不会消失。之前一直紧绷的弦已经变得像棉线一样柔软无力。抑郁症会以一种神秘的方式使患者的身体和心灵中昔日储存的活力慢慢流失。即使是从事不需要耗费太多能量的活动，例如给婴儿换尿布、洗碗、修理自行车轮胎等，也会使他精疲力竭。有的时候患者唯一能做的就是装出一副忙碌的样子。

此外，抑郁症患者通常很难或不再有能力照顾自己。这种无法自理——就像不再参与社交一样——并非有意识的选择。他也想要好好照顾自己，却做不到。对于中度或重度抑郁症患者而言，即便只是与外界保持联系，也可能成为一种超出他能力的要求。接电话或按门铃对他来说已经够耗费精力了，更不用说主动与人保持联系。

> 我约好了去理发，尽管只需要三个小时，但我还是怕得要死。我应该如何与健谈的理发师对话？光是抿嘴保持微笑就已经是一项巨大工程了。我的脸就像凝固的蜡烛、冻结的冰块，肌肉都罢工了。
>
> （Martha Manning, 1996）

行动迟缓或烦躁不安

很多人都有过在一米到一米半深的浅水滩里蹚水的经历。所以你当然知道，在浅水中行走比正常行走更困难，需要更多体力（因为正常行走只需要应对空气阻力）。现在想象一下，如果走进一个没有水但是装满糖浆的游泳池，你需要花费多大力气才能向前迈出一步？我之所以这样问你，是因为之前有一位抑郁症患者曾经告诉我，这就是他患抑郁症之后的感受：就像蹚过糖浆一样艰难。

抑郁症的症状之一：缺乏活力，并且常常伴随着反应迟钝。一些专家认为，精神运动性阻滞——或者通俗地说——行动"迟缓"（字面意思是"缓慢"）是抑郁症的核心症状。"迟缓"也好，"缓慢"也罢，指向的正是"沮丧"或"情绪低落"；也是抑郁症患者经常使用的词语。专家认为，患者用这样的词语非常准确地描述了自己被困在某一处，几乎或完全无法采取行动的感觉。即使他成功采取了行动，也往往比常人慢半拍。尤其是重度抑郁症患者在行动时会异常困难和缓慢，就如同在黏稠的糖浆中行走一样。

这种慢不仅限于动作，还包括思维。正如一位患抑郁症的政治家所说："我的思维速度已经降低到了低于正常思维速度几分之几的水平。"（Ger Klein，1994）因此，当你向抑郁症患者提问时，通常可能要等到你快要放弃时，他才会做出回答。

患者本身很可能意识不到自己的行动和思维变得越来越迟缓了，尤其是当抑郁症已经慢慢入侵他的生活时。即使是每天与他打交道的人也常常不会注意到这一点，但很久没有见过他或与他交谈过的人会立即察觉出异样。他们会注意到他说话比以前更慢、更单调，动作也更迟缓。可以这么说，在他们看来他就像在做慢动作一样。

虽然在旁人看来，抑郁症患者的行动和思维变得更加迟缓，似乎是故意在拖延，但事实上他自己的感觉却是时间变得异常缓慢。在他看来，一分钟不等于六十秒,而至少是六十秒的两倍。

基于某种人为的时间观念,抑郁症的几分钟就像几百年一样漫长。我记得有一次我曾僵直地躺在床上哭泣,当时我因为害怕而不敢洗澡,但其实我心里知道洗澡并不可怕。我一直在思考去洗澡的各个步骤:转过身,把脚放在地板上;站起来;走到卫生间;打开浴室门;走到浴缸边;打开水龙头;站在水下;抹上肥皂;冲洗干净;走出淋浴间;把身体擦干;走回床上。这十二个步骤对我来说就像目睹耶稣受难的场景一样叫人难挨。

(Andrew Solomon, 2002)

在某些情况下,抑郁症患者会变得烦躁不安,而非反应迟钝或是精神运动性阻滞。他会感到全身紧张,特别是肌肉。一位抑郁症患者曾告诉我说:"如果我不蜷缩在沙发上,就会一直踱步,或者拼命摇晃我的摇椅。"

优柔寡断或难以集中注意力

当你原本果决的家人开始对一些小事变得犹豫不决时，你一定感到很困扰。你可能会这么劝他："别把事情想得那么复杂，快刀斩乱麻，做出决定就可以了。"并马上补充道："就像以前一样。"当你这么劝他时，你也一定希望他这样去做，因为你觉得优柔寡断不是他的性格。你是对的，这当然不是他的性格，而是抑郁症的症状之一。

如果一个人对自己评价不高，就很难迅速做出决定。毕竟做出决定需要我们敢于遵循自己的内心，并相信会有好的结果。但正如我们前面所提到的，抑郁症会严重削弱一个人的自信心。

能够控制自己的注意力是心理健康的标志之一。抑郁症患者通常无法做到这一点，或者很难做到。他会发现他的思维不再受自己控制，无法自行决定将注意力集中在何处。

　　患者的注意力不再集中,思绪也越发飘散。他有时会拒绝参加派对,因为当他听别人讲话时,会一只耳朵进,一只耳朵出,抓不住重点。他不再能够消化吸收他所看到的(比如看电视)或读到的(比如报纸)内容。他似乎无法再抓住事物的本质,因此会给别人留下健忘的印象。如果你的抑郁症家人年龄较大,你甚至可能会因此怀疑他患上了阿尔茨海默病。事实上他的记忆力并没有出现任何问题,只是无法集中注意力,所以似乎无法再记住任何信息。如果某些信息或知识从未被记住,那么也就不可能在需要时被从大脑中提取出来。

反复出现死亡或自杀念头

　　抑郁症患者通常思想消极,认为未来也无法给他的处境带来改变。每天展现在他面前的景象都是千篇一律的,他仿佛再也看不到生活的曙光。他认为生活毫无目的且空虚乏味,一切都苍白无力。而且在他看来，这种状态会永远持续下去。

当年迈的诗人弗罗曼（Vroman）被问及是否曾有过自杀的想法时，他回答说："当然。但绝不是我自己真的想。"抑郁症患者确实会产生自杀的念头，虽然往往只持续短短的一瞬间。他偶尔可能会叹气："对我来说，这一切都变得不再重要了。"

抑郁症患者脑海中可能会频繁地出现自杀的念头，并且会越来越确信这是自己唯一的出路。他可能陷入这样的想法无法自拔，但并不意味着他真的想死。他只是想要从痛苦中解脱出来，也使其他人可以摆脱他——是的，他相信这对其他人来说也是一种解脱。

除了上述症状，抑郁症患者还可能出现许多其他症状。虽然这些症状并不能作为诊断依据，但鉴于其出现的频率很高，因此也有必要对其进行讨论。

抑郁症的其他表现

· 易受刺激、易发怒

· 焦虑或恐惧

· 过度关注身体健康

· 忧心忡忡

· 孤独

· 强迫性思维和行动

· 性欲减退或丧失

易受刺激、易发怒

　　抑郁症患者身上有很多自相矛盾的地方。其中一个矛盾点是,他可能会表现得很麻木,同时又非常易受刺激。这意味着他比以前更易怒,并且很难控制自己的情绪。因此,即使是轻微的刺激也可能导致他歇斯底里。

　　还有一种可能是,患者会将自己的暴躁情绪通过无休止的愤世嫉俗或批判性言论发泄出来。周围的人会认为他变成了一个"爱发牢骚"的人。他们会说："你原来不是这样的。"这种评价对患者来说不是什么新鲜事，但他无法控制自己，不由自主地发生着变化。有时他会不自觉地说出恶毒的话。对于一些患者来说，易怒的特点尤其明显，专家们将这类患者称为"激越性抑郁症（agitated depression）"患者。激越性抑郁症患者发生暴力和自杀行为的风险相比普通抑郁症患者有所增加，他们往往因其特殊表现而难以被识别或者延误诊治。不言而喻，这类患者离婚的概率也会显著增加。

焦虑或恐惧

约一半的抑郁症患者都患有焦虑症。

当你知道焦虑和抑郁彼此相互依存之后，事情就很好理解了。"抑郁"和"焦虑"在语言学上有很多共同点，这表明这两个词同根同源。"抑郁"一词源自拉丁语 depressere, 意为"低压"; "焦虑"一词源自拉丁语angere, 意为"挤压"。抑郁症患者很难行动起来, 就像是被困在了原地。他也经常会感到自己很"渺小", 因为全世界的重担和忧虑似乎都压在了他的肩上。焦虑会导致肌肉和胃肠系统痉挛。

作家马特·海格以自己的经验描述了抑郁与焦虑交织在一起的感受:

> 焦虑加抑郁就像可乐加酒精。它们增强了整体的体验感, 就好像按下了快进键一样。如果你只是感到抑郁, 你的头脑只会陷入停滞状态, 身体则如同陷入沼泽一般迟钝。

恐惧可以表现为纯粹的病态性症状:害怕外出、害怕独处、害怕与人交流、因恐惧而痉挛, 等等。

对于抑郁症患者来说, 即便是去超市购物这样简单的事情也可能像一场噩梦。理发时不得不坐在其他人中间, 这对于他来说也是一大难题。

这种恐惧也可以表现为惊恐症。一位 62 岁、患有抑郁症的俄罗斯教授曾非常生动地描述了自己惊恐症发作时的场景：

> 午夜过后，我从睡梦中惊醒，就立即从床上跳了起来。不知为何，我感觉自己随时可能死去。这种感觉从何而来呢？我的身体并未出现任何预示生命即将终结的征兆，但喉咙却被一种令人窒息的恐惧扼住，就好像我突然瞥见了天空中的一朵巨大的、不祥的火云。
>
> （……）
>
> 我摸索着自己的脉搏，却怎么也感受不到它的跳动。我又在太阳穴、脖子上摸索，最后又回到手腕上，试图感受自己的心跳，所有这些身体部位都因为汗水而变得冰冷滑腻。我的呼吸越来越急促，身体也在不住颤抖，体内所有器官都在挣扎反抗，仿佛我的脸和光秃秃的头骨上都笼罩了一层蜘蛛网。

一种非理性的、野兽般的恐惧占据了我,而我
完全不明白自己到底在害怕什么。

(Anton Tsjechov,1889)

安东·契诃夫(Anton Tsjechov)的最后一句话揭
示了一个重要的心理学真相,你可能也曾亲历过:被恐
惧笼罩时,你不明白恐惧从何而来,也不明白自己具体
在害怕什么。你无法以理性去推导或解释它。尽管你
很清楚自己的恐惧毫无道理或没有根据,却仍然无法
驱散内心的恐惧。现代脑科学研究揭示了抑郁症患者
如此焦虑和恐惧的根源:这种情况通常是控制焦虑和
恐惧的大脑回路暂时无法正常工作而导致的。

过度关注身体健康

焦虑可以有多种表现形式或来源。如果对身体健
康产生焦虑,通常会表现为过度关注自己的身体感受:
"我排便困难,而且容易疲劳,是不是得了结肠癌?"

"我常常心悸，会不会引发心脏病？""我记性太差了，是不是脑子出了问题？"

笛卡尔(Descartes)让我们相信身体和心灵可以分离，但实际上要困难得多。所以患有抑郁症的人也常常同时感觉身体不适。因为患者经常感到不安，所以会更容易出现便秘、肠道不适、感冒和鼻窦炎等症状。

当然，人们并不会无缘无故地担心自己的身体健康。至少三分之一的抑郁症患者的担心都来自疼痛。几乎每个患者都有一个经常感到疼痛的地方：有些人是头部，有些人是肠道，还有些人是背部。从患者口述中经常听到的疼痛部位还有胸部，而这可能会引发患者对自己患有心脏病的恐惧。疼痛还可以分为多种形式：持续的钝痛、刺痛、抽痛、啃噬感、灼烧感，等等。

> 我的胸口和胃部有一种撕裂般的疼痛，但这并不是生理上的任何病症所导致的疼痛。内科医生给我做了详尽检查：我的胃很健康，我的冠状动脉没有变窄，疼痛部位的其他一切也都完全正常。

我告诉内科医生,疼痛来自一个被切除的未知器官——在抑郁症初期,我便失去了它。

疼痛部位的血液循环良好,但我告诉内科医生:这个区域的神经正在向我的大脑传递信息,说我体内仍然存在着这个叫不上名字的器官,或者我的大脑始终拒绝接受它已经消失的事实。我胸腔内还有一截残肢……

我把这个被切除的器官称为"对生命的渴望""意志力",或者用一个更宏大的词语来表述——"灵魂"。我的灵魂被无形的圆锯锯断,而我的身体正遭受着因此而产生的幻痛。

有时这种疼痛非常剧烈,我只能躺卧,几乎无法行走。

(Rogi Wieg,2004)

忧心忡忡

反复出现的负面想法也会对人造成伤害,几乎所有的抑郁症患者都深受其害。可以用一个词来形容这种状态：忧心忡忡。患者的思维一直在兜圈子，反复咀嚼同一件令人焦虑的事。这种状态往往会整天整天地持续，患者常常一早醒来，甚至更早之前，就开始这项令人筋疲力尽的工作了。

孤独

反复思虑常常与孤独感相伴而生。抑郁症患者无法再了解自己，他拼命尝试控制自己的思想，却总是徒劳无功。

我宁愿待在自己的房间里，锁上门，关掉门铃，拔掉电话线。我必须思考——安静、不受任何干扰地思考；但同时我知道这不会对我有任何帮助，原因很简单，我根本不知道该如何思考。我非但找不到解决方案，反而觉得自己陷入了永远无法摆脱的孤独之中。

（Anna Blaman，1992）

　　抑郁症患者愈是想忽视或隐瞒自己的感受，与外界的联系就会愈少。这里又出现了一个矛盾：尽管已经没有什么能够引起患者的兴趣，但他仍然因与外界缺乏联系而苦恼。他的心情很矛盾：既想要缩在角落整理思绪，获得片刻安宁；又渴望与他人保持联系。一方面，他很难信任别人（甚至连自己也不再信任），想封闭自己，不再与他人接触；另一方面，他又想向别人伸出双手求援，希望从孤立的荒凉不安中解脱出来。

　　这种孤独感来自两个方面。抑郁症患者倾向于将自己与伴侣、家人和朋友隔离开来；反过来，他也注意到其他人离他越来越远。他感到其他人对他的痛苦感到害怕，不知道该如何与他相处。因此，抑郁症可能导致他对自己现有的人际关系感到不满，或者加剧他长期以来对自己社交网络的不满。

强迫性思维和行动

抑郁症还可能伴随强迫性思维和行为。在强迫性思维引导下，患者会受到负面想法的折磨，这些想法会不断入侵他的大脑，而他无法阻止。所谓强迫性行为，就是患者认为必须采取的某些行动，虽然理性告诉他这些行动毫无意义，但他又无法克制自己。患者可能会因此受到某种迷信思想的困扰："如果我不……就会发生可怕的事情。"你可能从小就记得这句话。比如，走路时需要避开路缘石，因为如果撞到它们就会发生不好的事情。我还记得小时候每天晚上睡觉前，我都要检查卧室的窗帘是否完全拉紧，因为如果没有拉紧，我就会想象接下来将发生最可怕的事情：我的母亲会死去。

所以强迫症的背后是恐惧。强迫性思维和行为便是为了减轻这种恐惧。

性欲减退或丧失

抑郁症的表现是：压抑自己、对生活缺乏热情、情感钝化、身心失调、愉悦感丧失。正常人的性欲则与此相反：放飞自我、充满活力、强烈的情感涌动、身心畅快乃至极乐体验。

失去性欲不仅会影响抑郁症患者，也会影响其伴侣；而且由于无法满足对方的欲望，患者往往会陷入自责的泥沼。

她从来没有听说过，也没有怀疑过这件事竟如此困难。她真的很爱他，也很欣赏他的善良、温柔、忠诚。但一想到他的爱抚，她就浑身发抖。当他靠近她时，她会抖动着肩膀，感觉仿佛有一只躯体冰冷的动物——一只蟾蜍或一条蛇，正爬上她的脊背。这种反应无法掩饰，她对夜晚的恐惧甚至超过黯淡的早晨。她拼命挣扎，不想让丈夫受到伤害，因为丈夫对她那么好。她开始逃避，建议他独自旅行享受快乐，并一次又一次试图回避他们之间可怕的亲密接触。

（Frederik van Eeden，1900）

个例：情绪激烈

对于有的抑郁症患者来说，他的情绪并不是持续的低落，而是变得异常激烈。我并非抑郁症患者，所以我曾多次提到自己无法准确描述抑郁症带给人的感受。所以我现在请另一位作家来谈谈这件事，这里再次引用马特·海格的话：

对我来说，抑郁症不会使人变得麻木，而是让人变得极度敏感——这种感觉就像我之前一直都穿着盔甲，但现在盔甲消失了。我完全暴露在外，其他人能够看到我的棕红色、赤裸裸的灵魂。我的人格也被剥去了外壳。我的脑子被装在一个罐子里,里面装着一种叫作"经验"的液体。

（Matt Haig,2015）

Part 2　家人如何提供支持

你突然打来电话,哭着说
你时常陷入可怕的绝望
让你感觉无法承受

我们继续前行,我渐渐适应
数月沉寂之后,你又会突然出现
总是在你无法承受之时
于是我轻抚你、拥抱你、安慰你、温暖你
愿清晨的你重拾生活的勇气

——罗伯特·朗《托尔贝克广场》(Robert Long,
Thorbeckeplein)

当你的家人患抑郁症时,你与其相处的方式会直接影响他的康复进程。你的有效支持可以促进他的病情好转。相反,错误的应对方式则可能延长他的恢复时间。

因此,我将在本章中就如何才能更有力地支持你的抑郁症家人以及应该规避哪些问题,给出一些建议。在此之前,我想与你讨论的问题是你的家人是否真正需要你的支持。许多人在反复尝试提供支持而屡屡碰壁后,都会对此产生怀疑。

抑郁症家人需要你的支持吗?

请允许我简要指出,你的家人当然需要你的支持。但我想要补充的是,提供有效的支持绝非易事。

为了进一步解释这一事实,我以一位患有抑郁症的女性和她的丈夫之间的对话为例。我们可以看到,他想要竭尽全力支持她,但总是遇到阻碍:

"我厌倦了在你身边总是需要踮着脚尖走路。我试图帮助你，但换来的只有冷言冷语。这不是我应得的。"他说。

我知道他是对的，但我还是很生气。我开始哭泣，心里既沮丧又内疚。我厌倦了他的帮助，因为那似乎在提示我，我在自己丈夫面前总是表现得像个病人。我说："我不想让你帮我。我想要你和我在一起。"

他看着我，好像不明白这两件事之间有什么区别。

"我需要的不是家庭治疗师，"我说，"而是一个丈夫。"

"我也并不想扮演你的治疗师，"他回答道，"但你到底想要什么呢？"

"当我告诉你我的感觉有多么糟糕时，我不想当着你的面吃药，我不想回答你的问题，我不想把这一切都用语言表达出来。我也不想听到鼓舞人心的话或是一大堆建议。"

他问道:"那我到底需要怎么做呢?"

"你需要做的就是抱着我。坐在我身边,用手臂搂住我。当我尽我所能向你表达我的感受时,你只要认真地听着就好,并不需要用逻辑性的临床评论来总结这一切。我从没期待你能让我好起来——我知道你做不到。但你似乎认为只要自己足够努力,就能让我变回从前。"

他说:"你知道吗,玛莎,这对我来说也很难……我看着你逐渐消沉下去,这让我感到害怕……我觉得我正在失去你,而且无论我如何努力,都无法让你回来。"

那天早上我们之间第一次达成了一致,我说:"是的。"

(Martha Manning,1996)

你越爱你的家人,往往越难提供有效的支持。这主要是由于你对抑郁症的本能抗拒:你无法接受你所爱的人与以前大相径庭。因此你所说的、所做的一切始终暗含更深层次的含义："我希望你恢复正常，变回原来的样子。"然而我必须提醒你：为了与你的家人相处得更融洽，你必须首先接受他患病的事实。我将在最后一章详细阐述这一点。

如果现在的我只是原来的我的改良版或修订版，就不会出现那么多问题了。但事实并非如此。在莎士比亚的戏剧《威尼斯商人》中，安东尼奥一语中的："抑郁如此彻底地改变了我，以至于我几乎认不出自己了。"

日常生活中的支持

- 保持联系
- 不做评判
- 应该聊些什么？
- 慎给(廉价的)建议
- 不要替他做决定
- 约定一起做一些事
- 维持亲密关系
- 帮助家人控制饮酒量
- 抓住过去这条线索

保持联系

你之前生过病吗？或者是否有过因为腿或手臂受伤而不得不求助他人的经历？如果有的话，你还记得自己必须寻求他人帮助时内心产生的复杂感受吗？——你既想要这种支持，又不想要。对于抑郁症患者来说，这种复杂感受会异常强烈。

荷兰著名精神病学家皮特·库珀（Piet Kuiper）本人也患有严重的抑郁症，他在自传《遥远的距离》（*Verheen*）一书中坦承了这一事实：

> 出于多种原因，与抑郁症患者打交道是一种巨大的负担，似乎你永远都无法把事情做好。患者会因抑郁而封闭自己，拒绝与人接触。但如果你不和他联系，他又会感到自己被抛弃了。当我因抑郁症而陷入对死亡的幻想时，如果有人想要来看望我，我会说："你不必来，我已不复存在。"

但如果无人问津,那么我得出的结论是:"你看,我确实已经死了,没有人会在意我。"后来,前来拜访我的朋友才告诉我他们曾怀着如何沉重的心情来看望我,因为他们无法眼睁睁地看着我成为恐惧和幻想的受害者。

结论是:即使患者不予回应,你的主动联系也比不联系要好得多。因为他正处于极度痛苦之中,如果你不主动联系,他就感受不到你的关心,从而使那种被抛弃的感觉更加强烈。而"我是因为不好意思才没这么做"这样的理由,虽然听起来很合理,实则并不正确。不得不承认你所爱的人"疯了",固然令你感到痛苦;但你要知道,独自承受悲伤和焦虑的患者,其实更痛苦。

(Piet Kuiper,1988)

我想表达的意思很明确:保持联系很重要——即使你觉得与抑郁症家人联系要比平常困难得多,或者他没有表现出对这种联系的感激之情。如果一直都是你主动联系对方,也请继续保持。在抑郁症患者的世界,适用不同的法则,因为他被自己困住了,几乎无法主动采取行动。不是他"不想",而是他"不能"。

一位抑郁症患者曾经主动告诉我,他非常珍视关心他的人与他的每一次接触,尽管他当时无法表达感激之情。"在我最沮丧的时候,我仿佛陷入了一个黑暗的深渊中。但我时不时会看到深渊边缘探出一张脸。是它给了我希望,让我觉得自己不再那么孤独。我知道深渊之外有生命,有人在那里等着我。"

不做评判

抑郁症可能会引发激烈的矛盾情绪,作为旁观者,你既想逃离,又想帮忙。这是正常现象。你发现你所爱的人变了,变得日益消沉,于是恐惧感油然而生——这让你想要逃离;但出于同样的原因,你也想提供帮助,你想要阻止他抑郁症发作,想要看到他变回原来的样子。但你不知道如何提供帮助,甚至可能不确定自

45

己是否真能帮得上忙。

　　或许你心中有很多困惑：我该说什么？该怎么做？鞭策或鼓励他是否明智之举？我应该更努力吗？如果我这样做，会不会让他过于依赖我？我是否也是他得抑郁症的推手？他需要多长时间才能好起来？他会好起来吗？还是会变得更严重？他自杀的可能性有多大？我可以阻止这些事情发生吗？

　　而且你也会为自己担心：我能胜任这个工作吗？如果他在工作时间给我打电话，我该怎么办？我要告诉我的同事和主管吗？我会被抑郁"传染"，与他一起沉沦吗？

　　如果你有孩子，你也可能会非常担心他们：他们现在是否缺乏关注？是否也正在为家里的氛围变化而苦恼？我该怎样做才能尽可能将对他们的影响降到最低？我应该给他们讲讲抑郁症吗？如果需要的话，我怎样说才合适？

　　遗憾的是，所有这些问题都没有完美的答案。很大程度上你必须要遵循自己的直觉，看看哪些方法有效,哪些无效。你也许可以反问自己:当我感到沮丧和痛苦时,什么方法对我来说最有效?又是什么加剧了我的负面情绪?

现在最困难同时也最重要的是,不要做任何评判。因为任何评判都会让对方更加感觉自己被抛弃了。而此刻的他比以往任何时候都更需要与你建立联结。

应该聊些什么?

你试图回避与抑郁症患者的交流——这种想法是可以理解的,毕竟与他们谈话很难让你感到愉悦,需要耗费更多精力。关键在于:该聊些什么?能聊聊你自己的近况吗?患者会不会可能对此并不感兴趣,甚至因此更加抑郁?

我的建议是,谈论你们以前常聊的话题。如果以前孩子、家庭、工作和其他人是你们最重要的话题,现在也可以继续谈论这些。另外,说话的语气要和以前保持一致,要避免语气过于小心、戏剧化或过于严肃。

和之前一样，你仍然可以保持微笑。这样才能确保患者可以继续融入你们的生活。

另一个问题：是否能聊聊抑郁症这个话题，还是最好不要提及？是的，你当然可以与对方讨论其目前的心理状态。然而，永远不要以这样的问句开头："你还好吗？"这个问题的答案几乎总是会令人失望。99% 的情况下，抑郁症患者都会说："我很好。"就像有人问我们这个问题时我们也会这么回答。多年来，经验使我们下意识地觉得"你好吗？"只是一个礼貌性的问题，因此只有一个标准答案。

最好的方式是通过说出你的所见或所感引出你的问题。例如：

- 你的脸色看起来比平时苍白了一些，说话声音也轻了一些。你现在感觉怎么样？
- 你似乎情绪有些低落，我能问问发生了什么吗？
- 你看起来和从前不太一样了，是我的错

觉吗？

・我感觉你现在状态不佳，对吗？

此类问题通常可以顺利打开对话通道，因为它们不再是空洞苍白的礼貌性问候，而是能够传递真诚关切的个性化问题——患者能够从中实实在在感受到你对他的在意。即便对方当下仍不愿深入交谈，也只是因为他暂时还没有准备好。但他会铭记这份心意并感到欣慰："显然，我对其他人来说仍然很重要。"因此，提出问题比给出答案更重要。

当对方开始倾诉时，你要做的就是专注倾听并提出一些开放式的问题："你能再多给我讲讲这些事吗？"有些患者几乎不需要其他人提问，就可以自己滔滔不绝地聊下去，甚至一再重复相同的故事——这本身就是一个疗愈的过程。

记者兼作家蒂内克・贝惠森（Tineke Beishuizen）曾提到朋友们的支持和陪伴在自己那段困难时期里的重要性：

在我人生中的一段时间里，所有的压力都转化成了抑郁，只有在朋友的陪伴下我才感到开心自在。我会没完没了地对他们倾诉我的故事，他们会一直听我讲下去，直到我感觉好一点，然后陪着我喝下一杯又一杯清香的茶。结果就是我开始感觉有所好转，也能更好地面对和处理我的问题了。换句话说，社交支持发挥了与抗抑郁药剂同等的作用。

（Tineke Beishuizen，2009）

如果想表达共情，你可以说"这对你来说一定很难"或者"我真为你感到难过"。不要说你能够理解他的感受，因为抑郁症患者会立即想道："你无法理解我，因为你从未经历过。"所以不如这么说："我试图理解你的感受，但恐怕我的想象力不够。听起来经历这样的事情很可怕。"

不要问抑郁症患者为什么总是这么沮丧。他一定无法给出答案,因为这也是他长期以来一直在问自己的问题。最好能提出一个能提升他自信心的问题:"到目前为止,你是如何度过这段如此困难的时期的?你是如何支撑下来的?"他可能会回答说,他尽可能完成了所有必要的家务活;或者他尽力与最好的朋友保持联系;或者他每天尽量定时起床、吃早餐、梳洗打扮、遛狗。这些都可以成为你赞美他、鼓励他的点。如果你真诚地称赞他的努力,也会对你们的交流有所帮助,因为无论患者看似多么难以接近,赞美都会对他产生积极影响。即使他并不会经常表现出来,但他内心其实渴望得到赞美。

我们都清楚,通常情况下当别人倾诉痛苦时,切勿谈论自己的不幸。这是一条普遍适用的法则,但对于抑郁症患者来说可能有所不同。因为很多患者仍然羞于面对自己患抑郁症这一事实。一家大型制药公司的一项耻辱研究表明,仅从两性差异来看,男性会更容易因自己患有抑郁症而感到羞耻①。当我为这本书做最后的润色时，整个德国都在哀悼德国足球队守门员恩克的离世，他因无法承受抑郁之苦而选择了结束自己的生命。出于羞耻以及担心周围人可能做出的反应，除了妻子和为其进行治疗的心理医生，他没有向任何人透露病情。所以，面对抑郁症患者，你可以谈论你自己在生活中遇到的任何困难，以降低对方的羞耻感。这也会使你们之间的对话变得更加平等，因为在向对方展示了自己的脆弱之后，你也就不再感觉高人一等了。

对于很多人来说，边做事边交谈远比枯坐对谈轻松。所以你会发现，在和抑郁症家人一起散步、骑自行车或者做其他不需要一直注视着对方的事情时，你们的谈话会更顺利。在这种时刻，就算沉默也无可厚非。除此之外，你们的对话还可以围绕一个安全的话题展开，即周围的所见所闻。

---

① 资料来源：www.volkskrant.nl。

更深层的原因是:我们习惯于在遇到困难的时候与人交谈,并认为通过这种方式可以提供最好的帮助。然而,抑郁症患者往往对交谈兴致不高,有时他们只是需要你的安静相伴。一起做一件事能够让你和患者的相处更加愉快,因为你们之间的不适氛围会有所减轻。

慎给(廉价的)建议

回想一下你人生中的困难时期:例如,你爱的人不爱你、结束一段恋爱关系、遭遇背叛、求职失败、失业或失去至亲。在这段时期,是否有人主动给你提供过建议? 如果有,这些建议对你有什么帮助吗?

你明白我的意思。面临个人问题时,我们都讨厌别人胡乱给出建议。这种做法会激怒我们,因为它传达的信息如下:"对于你苦苦思虑的难题,我无需深思就能够为你找到合适的解决方案。"这种建议使那些让我们感到痛苦的事情显得无足轻重,也会引起恼怒,因为它将双方置于不平等的关系中。我们会感到给出建议的人仿佛站在高处，摆出一副"你不知道的我都知道"的先知姿态。更糟糕的是，建议的出现往往会打断倾诉，令倾诉者不悦："我本来还有一肚子话要说，你却用建议堵住了我的嘴。"结果谈话也就草草结束了。

尽管深知其害，但我们与抑郁症患者打交道时，最常犯的错误仍是给出建议或忠告。深受欢迎的德国精神病学家曼弗烈·吕茨（Manfred Lütz）曾指出："抑郁症患者不仅要遭受抑郁症的折磨，还要遭受'正常人'的折磨，'正常人'所谓好的建议才是真正令抑郁症患者难以忍受的东西。"（Lütz，2009）这类建议要强调的重点往往只有一个：不要放弃，要看到事物积极的一面（"振作起来""乐观一点"）。但这样的评论对抑郁症患者并没有任何帮助——他要是真能做到，早就做到了。

既然我们自己也非常讨厌被提建议，那为什么还要这样做呢？知道其中的原因是件好事，可以帮助我们克制这种行为。

一个原因是，当我们听到或看到别人痛苦时，我们会自动认为我们应该做些什么或说些什么。"他不会无缘无故向我倾诉他的困难,他应该想要建议或解决方案。"因此,我们提供建议是因为我们认为对方希望以这种方式得到帮助。

另一个原因是,无论以何种形式为他人提供帮助,都让我们自我感觉良好,我们的大脑甚至会因此分泌让我们感觉快乐的化学物质。更重要的是,通过提建议,我们可能无法帮到别人,却帮助了自己。毕竟人总是自私的,通过提建议,我们将球再次传回给了对方:"我已经听了你的故事,并给了你建议,现在该轮到你了。"这样做也能让我们摆脱无能为力的感觉:"我还是可以做点什么的。"

还有一个重要原因是,我们的大脑更喜欢能够快速解决问题的方法!无论问题的性质如何,我们总是希望尽快解决。尤其是当我们遇到可能影响自己并威胁自身幸福感的困难时。因此,当面对悲伤和心理困扰时,我们的大脑会疯狂寻找消除痛苦的方法。这是人类固有的思维方式,因此也是一个永恒的、普遍的事实。

　　由于上述种种原因，克制自己提建议的冲动真的很难。和其他人一样，即使是作为专业人士的我，也曾多次通过提建议去应对家人和朋友的心理困扰。我很早就意识到建议对他们来说并无助益，但我还是一而再、再而三地想提建议。我也承认，尽管我清楚自己不应该这样做，但我控制不了自己——当身边的人陷入困境，我很难袖手旁观。尤其面对的还是自己深爱的人时，我们更是希望能够迅速缓解他的痛苦。

　　因此原谅自己，我们曾经犯过错，未来可能还要犯这样的错。但请一定有意识地告诉自己不要再这样做。当建议就要脱口而出时，请闭上自己的嘴巴。

　　好心的朋友和亲戚对抑郁症患者说"振作起来"，就像对婴儿床上哭泣的婴儿说"别哭"一样。我们无力振作起来。并不是我们不想，而是我们做不到。但与摇篮里的婴儿不同的是，成年人的大脑已经足够发达，所以我们知道自己应该这样做，并且相信只要自己足够努力，就能做到。然而接下来的每一次失败的尝试都可能会让我们感到挫败,从而陷入深深的绝望。家人和朋友每一个轻蔑的眼神、每一次恼怒的叹息,都会让夜晚变得更加寒冷、漆黑。

抑郁症有其独特的病理,而过度关注自己就是其症状之一。指责重度抑郁患者过于以自我为中心、自怨自艾,就好比指责哮喘患者呼吸困难一样残忍。

（Sally Brampton,2008）

不该说的话 & 该说的话	
×不该说	√该说
情况还不算太糟糕。	这听起来真是太糟糕了。
事情还没发展到那一步。	这对你来说也太难了。
情况可能变得更糟。	真希望能为你做些什么。
黑暗的尽头终将出现光明。	我会陪你熬过去的。无论如何,我都会尽我所能来帮助你。

一切都会好起来的。	相信我。告诉我应该怎么做。 只要你需要，我会一直在。
你知道这些总会过去的。	我爱你(拥抱)。我一直在你身边。
你需要找点盼头。	生活有时就是如此不公和艰难。 要不要一起出去走走？
接受现实吧。	有些事无法理解，也无法承受。
你对此无能为力。	这听起来实在太难了。
这是老天的安排。	这太令人难以置信了。
也许现在关上一扇门，是为了给你开一扇窗。	现在考虑未来还为时过早。我可以等。先做好今天能做的事吧。如果你愿意，我可以帮忙。
生活本就如此。	真的不知道该说什么，但我就住在附近，只要你一个电话，我就会开车来见你。你并不孤单。
振作起来。	没关系。这需要时间，很多时间。
很多人都经历过这种事。	你承受的痛苦远超我的想象。

你不是唯一得这种病的人。	你正在经历如此困难的时期,我很担心你。
放下过去,继续向前。	多希望这一切能有所改变。
	(来源:Claudia J. Strauss,2004)

　　你可能会问自己,如果不能提供意见或建议,也不宜说空话套话,那我该说些什么呢? 上面的表格可以给你一些灵感,你可以从中找到一些可以替代"错误"的陈述或表达的话语。还要记住,你并不总是需要说点什么。这让我想起了曾经在电视上听到的荷兰记者英格·迪普曼(Inge Diepman)说过的话。当时她失去了自己刚出生的孩子,朋友们想要来安慰她,却又不知道该怎么做,她对他们说:"直接过来就行,我会用我的故事和泪水来填满这些空白。"

不要替他做决定

　　抑郁症患者的家人常犯的另一个错误,比提供建议还要更进一步，那就是：替他做决定。请记住这个缩写：NIVEA（Niet Invullen Voor Een Ander，不要替他人做决定）。毕竟，没有人会读心术，你也一样。回想一下本章开头那位抑郁症女性和她丈夫之间的对话。一开始丈夫想尽一切办法帮助妻子，但他的尝试却一再激起妻子的愤怒。幸运的是，他们在最后变得更加亲近了。他们是如何做到的？因为丈夫终于不再尝试理解妻子的内心，而是询问妻子希望得到怎样的帮助："你到底想要什么呢？""我到底需要怎么做呢？"

如果你真的想给你的抑郁症家人提供支持，你能做的最好的事就是询问他们最需要什么："我很乐意帮助你，你最想要我做什么？"

当然，不要指望对方能给出明确的答案。不论是现在还是将来，你爱的人对于是否接受他人的帮助都处于矛盾之中。此外，抑郁症会让他很难回答所有需要思考的问题。但即使没有得到明确的答案，你也已经提供了帮助。是的，能够问出这个问题，你已经帮了大忙。你爱的人知道、也能感觉到他并不孤单，因为你愿意陪在他身边。这就是最重要的!

约定一起做一些事

抑郁症会完全扰乱患者的日常生活秩序。他的生活可能会因此而变得一团糟:睡眠不规律、长时间瘫在沙发上、忽视家务。若患者是你的伴侣,生活对你来说可能会变得更加艰难——因为你无法再预知每日的生活轨迹。一旦陷入这种日益缺乏规律的循环状态,你原有的生活节奏也将被吞噬。

每个人都需要有条理和规律的生活。对抑郁症患者来说,固定的日常作息尤其重要。我曾在一家精神健康研究院研究临床心理学并担任主治医生多年。与所有精神健康研究院一样,入院患者的首要治疗目标便是恢复生活规律。首先制订每日及每周的固定计划:起床、吃早餐、接受治疗、吃午餐、做自己喜欢做的事、喝茶、吃晚餐、放松活动、上床睡觉。许多接受住院治疗的患者都必须先学会恢复正常的生活规律。

作为家属,你可以帮助患者维持正常的生活规律,或者重建生活规律。患者和你都可以从中获益,你们的关系也会因此得到改善。

尝试与你的伴侣约定在一天中的一些固定时间点做固定的事:

· 一起起床;

· 一起吃饭;

· 一起睡觉(不要让你的伴侣睡客厅沙发)。

许多抑郁症患者都很难开启新的一天,并且害怕新的一天的到来。就好像他们的脑袋里塞满了棉絮,口袋里装满了铅一样。随着时间从早上到晚上,他们的情绪会慢慢好转;通常在晚上状态最好。由于这种所谓的"昼夜情绪波动",他们会面临生活节律日夜颠倒的风险。例如,有的患者可能会痴迷于看电视或呆坐在电脑前,一直到深夜。这种状态正如作家托马斯·罗森布姆(Thomas Rosenboom)所描述的:

　　　　我刚刚离婚,感觉浑身不舒服。我起床的时间越来越晚,有时会拖到下午三四点。然后继续无休止的拖延:洗衣服、散步、买东西——然后再散步。这逐渐演变成了一种病症。我觉得自己患上了某种抑郁症。

　　　　　　　　　　　　　　　　（Cerutti，2009）

　　不规律的作息带来的结果是,患者与他人的交流变得越来越少。因为当其他人准备睡觉时,他才开始活跃起来。所以,一定要尽量帮助你的抑郁症家人保持他原来的、熟悉的生活规律。

　　如果条件允许的话,可以每天在固定时间与他一起做些事情。例如,每天晚饭后散步半小时。这也有助于他维持目前的生活规律。

　　还可以与你的伴侣约好一起做些家务,例如一起洗碗。

　　达成约定看似简单,实际并不容易,而且非常不容易。但一旦达成约定，它可能就是局面发生扭转的开始。正如上述作家托马斯·罗森布姆的(偶然)发现：

> 我曾在南荷兰省瓦瑟纳尔市的荷兰人文与社会科学高级研究所(NIAS)工作过一段时间；这是一个可以让杰出学者安心工作、远离日常烦恼的地方。为了整体平衡，研究所同时也会招聘一位作家。我想：我可以去感受一下不同的环境。
>
> 那段时间对我帮助很大。所有教授都是普通人，过着普通人的规律生活。他们早上九点就开始工作！十二点半去吃午饭！我从来没有这样过，我白天从来不吃东西。但在这里我会跟他们一起吃上一顿热气腾腾的午餐。他们下午六点钟就停止工作了！我是这个大群体的一员，必须跟随他们的节奏。这是一次很棒的体验。
>
> 并不是说我也九点钟就开始工作……但至少我九点就起床了。即便我根本无法进入写作状态，但至少在活动：我跑步越过沙丘，做瑜伽练

习——做任何能让我变得更坚强的事情。

（Cerutti，2009）

我说过,达成约定远非看起来那么简单。从罗森布姆的陈述便可以推断出其中一个重要原因。他说他可以像教授们一样在九点起床,却没法立即进入写作状态——抑郁症会阻碍人们发挥正常的日常功能。这是精神疾病的共同特点。轻度抑郁症患者仍然可以完成大多数日常事务,尽管可能有些困难;但重度抑郁症患者通常无法再完成大多数事情。和抑郁症家人做约定时,你必须考虑到这一点,首先必须与他一起讨论他能做到什么,不能做到什么。对于对方无法完成的事情,就算达成约定也没有意义,反而会导致患者更加沮丧,并加重病情。但如果没有足够的互动,就像肌肉一样,不锻炼就会变得更加无力,所以要求过低也没有什么好处。其中的诀窍在于,将标准设定在患者踮踮脚刚好可以够到的水平。这里涉及的一个复杂因素是,同一位患者的抑郁症严重程度可能会随着时间的推移而有所波动,有时甚至每天都会波动。正如我之前所述的,抑郁症患者通常在晚上比早上感觉更好。因此达成约定前也要考虑到这一点。

维持亲密关系

抑郁症通常会打破相互理解的规则,从而给人际关系带来压力。尤其是当你们特别需要对方的时候,却往往感到距离越来越远。一旦你发现你们相互争吵、发脾气和争论的次数比平时多了,就该敲响警钟并且坐下来好好聊聊了。为了防止情况变得更糟,可以尝试提前就一些相处和沟通规则或今后要注意的一些问题,达成一致。例如,可以考虑与你的抑郁症伴侣"约法三章":

· 互道早安和晚安;

· 避免在孩子面前争论;

· 避免把不满情绪发泄在对方身上;

· 信守承诺；

· 禁止肢体暴力和暴力威胁；

· 禁用诅咒或侮辱性语言。

当然，要完全遵守这些规则并不现实，即使没有患抑郁症，人们也很难做到这几点。人们有时甚至会说，规则和协议就是用来打破的。当然也有道理，然而如果规则被频繁打破，就需要注意了。我们可能需要对这些规则进行适当调整。

帮助家人控制饮酒量

相比普通人，抑郁症患者可能更容易酗酒。大脑中的多巴胺含量少，是抑郁症症状之一，这会导致患者难以享受生活中的美好。为了获得满足感，患者需要高强度的奖励刺激，而酒精就是一种即时强效的奖励。但问题是，酗酒会导致多巴胺进一步分泌不足，继而形成恶性循环。

酒精还可以减缓抑郁症带来的不愉快和痛苦——这是许多患者用酒精来麻醉自己的重要原因。所以重度抑郁症患者往往会对酒精产生依赖，然后就会同时受两种心理疾病的折磨。这样就完全偏离了初衷，适得其反了——因为酒瘾是最难摆脱的疾病之一。一旦喝酒成瘾，康复的概率比其他大多数疾病（包括抑郁症）都要低得多。

因此要尽一切努力防止这种情况发生。如果你发现患者开始买醉，要马上和他谈谈。要动用所有手段，趁他还没有上瘾，及时对其进行劝阻。

首先要树立好的榜样，以身作则，适量饮酒。喝酒这件事很容易模仿。研究表明，当人们看到电视上有人在喝酒，他们也会不自觉地走到酒柜前拿点酒喝。

如何判断一个人的饮酒量无害且没有风险？这个标准因性别、年龄而异。女性每天饮酒不应超过两杯，男性的上限是三杯。这是由于女性体内的脂肪含量比水分含量更多，所以与男性相比，能够溶解的酒精量更少。随着年龄的增长，人体内的脂肪含量会增加，肝脏分解酒精的能力也会降低,因此 60 岁以上的人每天的饮酒量不应超过一杯。

如果患者短期内的饮酒量刚好超过两杯或三杯,你不必太担心。一个人可能会在几天内便染上烟瘾,但酒瘾的形成可能需要更长时间,通常长达数年。但如果患者大量地、有规律地饮酒已经持续一段时间了,比如说几年,并且饮酒量有逐渐增多的趋势,那么你就应该担忧了。如果患者经常在很短时间内摄入大量酒精,比如十五分钟内(甚至更快)就喝完一整瓶酒,那么这种情况则更令人担心。这不再是为了享受快乐而喝酒,而是为了忘掉一些不愉快的事。

饮酒除了会让人成瘾,对抑郁症患者还有另一个害处:如果他常常喝醉或因宿醉严重而情绪崩溃,将非常不利于其抑郁症的康复。

最后,如果饮酒量超过三杯,会严重影响晚上的睡眠。入睡会更容易,但睡眠质量会降低,并且有时很可能会比平时醒得更早。这也不利于患者的康复。

抓住过去这条线索

我之前说过：抑郁症患者并不总是需要长时间、深入的谈话，男性尤其不喜欢这种方式。（很多没有患抑郁症的男性也讨厌这样；需要补充的是，也有女性讨厌促膝长谈。）

对你的抑郁症家人来说，最能帮助他的方法是保持你原来的样子，并尽可能让他参与到他患病之前常做的事情中。与他一起拜访家人和朋友，一起做家务，一起看电影或歌剧，或一起讨论你们之前谈论过的话题。抓住过去的点滴，你能够为家人的康复做出重要的贡献。不要因为对方的拒绝而气馁。即使他说没有兴趣，那么请尊重他，但也不要放弃，可以择日再次邀请。

时刻记住，能让你的家人做出反应的并不是你所说的内容，而是你的语气、你的面部表情、你的身体姿势，简而言之——非语言交流。如果你们对彼此非常熟悉,即使是最轻微的语调或用词变化,你的家人也能从中辨别出你的恼怒或不耐烦。因此,一定要注意你的态度。可以给予鼓励,但不要过于刻意或华而不实。用你自己希望受到激励的方式:低调、主动、积极,鼓励他而非苛求他。

最困难的事情,是在给对方鼓励或积极刺激与让对方感到你"颐指气使"之间找到一个平衡点。这确实太难了,你可能时不时地会出错。但不要紧,可以道歉,并尝试让你的家人相信你的良苦用心。

治疗期间的支持

如果你的家人尝试寻求帮助并得到了专业人士的指导,你通常会感到如释重负。这证明他有希望康复。同时你也可能会感到无能为力和内疚,因为你认为自己本应是主要为他提供帮助的人。有时你也会感到有点被冷落,因为他在你不在场的情况下和其他人讨论一些私密的个人情况——部分内容甚至可能与你有关！

许多人都愿意参与抑郁症家人的治疗过程，因为他们也希望能够为患者贡献自己的知识和经验。

在鼓励家庭成员参与抑郁症治疗过程这方面，不同的机构之间和护理者之间存在较大差异。一些从业者确实会努力倾听患者的家庭故事，并与患者最亲近的家庭成员（比如伴侣、父母）谈话。我自己也一直是这么做的。在与患者的第二次和第三次谈话间隙，我会邀请与他关系最密切的家人谈话，如果患者不愿意也从不勉强——尽管这种情况很少甚至从未发生过。如果你家人的治疗师未提到此项服务，你可以主动询问。有些医生只有在家属主动要求时才会这样做。

我会在第四章更详细地讨论患者、心理治疗从业者、家庭之间的三角关系。你可以从中找到更多关于如何确定自己的角色或定位的小技巧。

让家属参与到治疗过程中

事实上，我觉得精神病医生在利用家属经验方面做得非常不够，这是我的肺腑之言。几年前，我的母亲因抑郁症多次反复住院、出院之后，不得不再度入住精神健康护理机构（GGZ-instelling，慢性精神病护理机构）接受进一步治疗。

在我母亲之前的多次住院治疗过程中，每一次主治医生都会提出不同的治疗方案，但作为有切身经验的人，我一开始就清楚这些方案无法带来康复。几个月后，他们便以"已充分康复"为由让我母亲出院，而在我看来她远未痊愈——我也向医生明确表达了这一观点。果然不到一个月，她不得不再次入院，如此反复。作为患者家属，你很难强硬地反驳医生，毕竟我们处于依赖关系中——阿姆斯特丹的精神病床位本就稀缺。所幸我的母亲现在已完全康复了。

如果在前期治疗过程中，医生能更早倾听我的想法，本可以避免浪费这么多时间。

（A. van Dam，2009）

如果你的抑郁症家人选择尝试自己克服压力，比如通过完成治疗师或自助图书提供的任务，那么你还可以通过另一种方式为他提供实际性支持，即尽可能主动协助他完成这些任务。方法很多：如果他想要加强锻炼，你可以问问他是否愿意和你一起运动，比如每天晚上一起散步或骑行半小时。这样一来，你的家人就能更轻松地保持自律，将计划付诸行动。

如果对方愿意，你可以随时满怀兴趣和关切地询问他正在完成什么任务、取得了何种进展以及遇到的问题。但关键是，切勿未经他请求就承担顾问角色。

第三种支持方式与专业疗法有关。在下一章中大家会读到，目前最常见的抑郁症疗法是认知行为疗法。这种疗法通常也非常适合那些没有患抑郁症，但想要进一步提升自己的心理韧性或适应能力以变得更强的人。一些大型跨国公司的数百万员工接受了所谓的"理性情绪疗法"（rational-emotive therapy，RET），由公司为他们支付培训费用，认知行为疗法由此脱胎而来。通过接受这种疗法，学习者的行为或情绪可以由消极转向积极。公司老板们很愿意进行这项投资,因为研究表明,接受理性情绪疗法之后,员工普遍自我感觉更好,适应能力和抵抗力也变得更强。

你已经了解到,为了支持你的抑郁症家人,你可以主动提出与他一起完成相同的任务或练习。通过这种方式,你不仅能帮到你所爱的人,自己也能从中受益。

避免陷入"抑郁互动的怪圈"

当你与抑郁症患者生活在一起,并试图给予他支持时,面临的最大危险是你可能会陷入"抑郁互动的怪圈"。接下来请让我解释一下。

即使没有大声说出口,抑郁症患者也会让你知道:"我很脆弱、无助,我无法独自应对生活。请帮帮我。"遇到这种情况,你的第一反应一定是提供帮助。你越爱对方,这种冲动就越强烈。然而,当你尝试提供帮助时,却可能得不到你所期望的回应。抑郁症患者通常反应非常缓慢,或者可能毫无反应。他似乎对他人——包括竭尽全力想要帮助他的你——缺乏兴趣，仿佛一切都与他无关。这种态度让你很受伤，也会激怒你："无论我说什么或做什么，都无济于事。"尽管你很恼火，但我知道你仍然愿意继续帮助他，只是会开始有所保留，或加倍努力。

你可能想要将你的恼怒或不耐烦隐藏起来，但它们仍然会通过你的面部表情、身体姿态和说话的语气泄露出来。抑郁症患者对此异常敏感，他会想："看吧，我果然一无是处。"他的自尊会因此而进一步崩塌。他其实内心也非常生你的气："连我最亲近的人也不能理解我。"但他压抑住了这种愤怒，毕竟他比以往任何时候都更加依赖你及其他亲人。此外，压抑愤怒并发泄在自己身上，也是抑郁症的表现之一："我真是没用，只会给别人添麻烦。"这会进一步加剧他的抑郁情绪和绝望感，你的帮助和支持也会因此而效果更差。结果你会更加恼火，最后可能会直接指责对方："你必须做出努力。""至少想想我们的孩子，你这样他们也不好过。"或者采取另一种极端行动——开始疏远对方。然而指控和孤立只会让患者病情恶化,结果双方都陷入更深的痛苦。

解释清楚这个问题之后,接下来要思考的是:如何才能摆脱这个"抑郁互动的怪圈"? 或者说,怎样做才能摆脱这种螺旋式下降的模式? 在此,我能给你的建议是:把病人当作病人来对待。你得明白,你的家人正受抑郁症困扰,因此他的消极、抱怨和对生活缺乏热情都只是疾病表征,而非他的本意。我之前就说过,你的家人也想要变回从前的样子,但他做不到。没有人会无缘无故变成一个令人讨厌的人。

唯有不断提醒自己,"这只是抑郁症患者的表达方式,而不是我所爱的人的本意",你才能冷静地去表达关切,由此打破"抑郁互动的怪圈",为双方创造疗愈的空间。

一些其他建议

在本章中,我给出了一些与抑郁症家人相处的技巧。这类技巧还有很多，篇幅所限，难以详尽地一一讨论。但我会在此再给出一些简单易懂的具体建议，其中所包含的道理一目了然。部分内容你可能感觉非常熟悉，因为之前已经提到过，在此重申一遍，是因为它们真的非常重要。

不建议行为：

· 过早激励他或设定太高的目标。（请记住，帮助过少会使他更加沮丧，但帮助过多则会使他过度依赖你并打击他的自尊心。）

· 评判他的想法和感受（"你真是个悲观的人"）或试图说服他摆脱内疚感。

· 扮演伟大的救世主。换句话说，把自己当作治疗师。

· 忽视微小的进步，或者低估它们。

· 争论谁对谁错。

· 试图说服他积极社交或否定他的情绪（"你已拥有一切，不该沮丧"）。

·过度保护,这样做只会加深他的无助感。

·当他忘了做某些家务活时,表现出恼怒或不满。

·表现得不耐烦、咄咄逼人地责备他或冷漠地回应他。

·背着他做决定,无论大小,而不是像以前一样让他参与所有事情。

建议行为:

·认识到抑郁症与性格软弱,缺乏“冲劲”,毅力或动力不足,缺乏勇气或动力无关。患者不是“不想”,而是“做不到”——他的“启动引擎”坏了。

·鼓励他去做他生病之前喜欢做的事情。先从小事做起,例如每天散步半小时。

·协助他重建生活秩序,例如制定固定的日程表。

·牢记抑郁症是一种疾病,完全恢复需要时间和耐心。

· 多陪伴，少说教。你在身边，这对他来说才是最重要的。

· 当他说出积极向上的话时，记得表扬他。

· 接纳他的所有感受、抱怨和问题，就好像他本来就是这个样子。无论如何，至少不要为此责怪他。

· 随时待命，但不要期望你的支持和帮助会立竿见影。记住，耐心才是他现在真正需要的！

· 请记住，在你看来很容易的事情，对他来说可能是一项（几乎）无法完成的任务，比如打电话预约医生。

· 抑郁症病情呈波浪式发展，起伏不定。不要将任何一个好的/坏的时刻视为康复/复发的证据，要做好打持久战的准备。（Haig，2015）

· 适度传递你对抑郁症终会远去的信心。和他在一起时，确保自己不会表现得过于担心或过于乐观。

· 肯定他的一切尝试。即使他做得不够完美或尚未完成,甚至在你看来可能还没有达到及格线。

・向其他亲友普及抑郁症的相关知识,以避免他们因误解而与患者断绝联系。

・如果他同时患有妄想症,请选择"折中方案"。不要说"你所听到或看到的不是真的",而应该说"我没有看到/听到你所看到/听到的东西","你会这么认为,是因为你现在感到太沮丧了",或"我看得出这对你来说很痛苦"。

Part 3　抑郁症治疗方法

　　在大多数情况下,抑郁症可以得到很好的治疗。在本章中,我将介绍抑郁症的一些治疗方法。

　　首先,我会从心理治疗开始介绍,然后介绍通过生物学(和化学)控制大脑的方式来治疗抑郁症的方法——其中最广为人知的方式便是抗抑郁药物。

　　最后,我将深入讨论多年来一直困扰护理人员和患者,并且可能在未来依然持续受到关注的问题:哪种治疗方法更好?

心理疗法

　　如果要接受心理疗法,患者会发现自己面临很多选择,并且每年都会出现新的疗法。但主要由几大疗法占据主导地位。在本章中,我将根据相关研究,重点介绍几种对抑郁症最有效、临床应用最广泛的心理疗法:认知行为疗法、人际关系疗法、焦点解决短期疗法以及接纳与承诺疗法。此处我还将介绍一种尽管有效性尚未得到最终证实,但已快速在治疗师和公众中流行起来的疗法:正念疗法或称注意力训练。

认知行为疗法

认知行为疗法(cognitive behavior therapy,CBT)是将最初作为独立方法的行为疗法和认知疗法相结合而形成的一种治疗手段。

行为疗法,顾名思义,主要关注患者的行为。在治疗师的指导下,患者学会去做一些可以改善情绪的事情。第一步通常是患者根据治疗师的要求将自己的日常活动和情绪记录下来。通过分析日志,他会发现两者之间的关联:某些活动可以改善情绪,而另一些活动会导致情绪变差。下一步则是根据这些发现制订计划,从而做更多对自己有益的事情。此外,自信训练也是行为治疗师常用的一种干预措施。

"我什么也做不了。""我是个失败者。""没有人真正在乎我。"反复产生这些想法,是抑郁症患者的特征之一。认知疗法的目的就是改变患者的悲观想法、不切实际的期望和批判性的自我评价。它会帮助患者区别真实问题与虚假认知,设定积极的生活目标并提升自我价值感。认知疗法的核心理念是:情绪源于思维模式,而通过学会用更积极的方式思考问题,可以有效改善情绪。

认知疗法与许多其他疗法不同,因为它可以给出很多明确的任务并具有清晰的结构。基于这两个特点,这种疗法也特别适用于网络诊疗(见 P169—172)。

人际关系疗法

人际关系疗法(interpersonal therapy, IPT)的核心思想是,被破坏的社交关系和人际矛盾是导致抑郁症的重要原因,而这些压力源可以通过改变与他人的互动模式得以清除。因此，人际关系疗法试图帮助患者更好地了解自己与他人之间的关系，并帮助其提升社交能力。预期的结果是患者可以与他人更好地相处，自身的情感需求也能够得到极大满足。

为了实现这一目标，治疗师会先与患者一起列出后者生命中所有重要的关系，然后分析患者对每种关系的期待及实际所得。接下来治疗师会和患者一起寻找可以帮助患者从关系中获得所需的策略。交流的问题主要分为以下几类：

· 与朋友和家人关于各自所扮演角色的争论（你们对彼此的期待和实际所得之间的差异）；

· 生活或工作中的重大转变（孩子出生、离婚、换新工作、失业）；

· 孤独和失去（因冲突、亲友离世或疾病导致的孤独感、缺失感）。因此，如何应对生命中的各种失去是人际关系疗法中的另一个重要课题；

· 缺乏社交技能。

人际关系疗法源自美国，其吸引力在于：治疗周期短（一个疗程 12 到 16 次，每次一小时）；治疗原则贴近日常经验，逻辑性强，因此经常被称为"日常疗法"；治疗目的也非常务实，不追求改变患者的人格或提升其思想深度，而是充分挖掘患者现有的能力，帮助其从真实自我中获得最大收益。

焦点解决短期疗法

韩裔美国心理治疗师茵素·金·柏格（Insoo Kim Berg）提出的焦点解决短期疗法（solution-focused brief therapy，SFBT）是一种结构化的短期辅助治疗形式，旨在解决明确提出的问题。治疗师协助患者明确描述问题后，共同寻找可行的解决方案。这种方法的出发点是：患者想要什么？他能为解决自己的问题做些什么？找到解决方案的关键往往是治疗师向患者提出的所谓"奇迹问题"：

　　请允许我问你一个可能有点奇怪的问题：假设我们结束谈话后，你回到家度过了一天，然后上床睡觉。在你沉睡时，奇迹发生了——你来这里想要解决的问题都消失了。但因为你已经睡着了，所以不知道奇迹已经发生。当你第二天醒来时，你会首先注意到哪些迹象表明奇迹发生了？

（Peter de John & Insoo Kim Berg，2001）

　　奇迹问题的提出，是为了引导患者通过描述理想情境，自主设定治疗目标并提出实现该目标的方法。例如，有的人设想自己早上起床给自己做了一顿丰盛的早餐，然后再看看报纸；有的人通过这个奇迹问题发现，如果他不再回避问题，而是与主管讨论他的情况并表达自己的诉求，就能更愉快地投入工作。患者与治疗师谈论理想情境的时间越长、越深入，他的目标就越清晰，就越有可能从发现问题进入解决问题的状态，从而开始逐渐康复。

　　焦点解决短期疗法主要聚焦于患者的优势与成功

经验，而非他的劣势或失败经验。通过这种疗法，引导患者发掘自身的能力、梳理过去的成就及人生中的高光时刻，并鼓励其运用这些资源来解决现实中的问题，进而对自己有一个更积极的认知，最终融化心中抑郁的坚冰。

正念疗法

我们无法阻止自己的想法，但可以停止相信它们——这就是正念疗法（mindfulness）或注意力训练的精髓所在。这种疗法结合了佛教智慧和西方心理学知识——尤其是认知疗法，对很多人来说很有吸引力。它早已不再只是一种替代性疗法，而是受到越来越多的专业认可。其核心目标是让人学会"活在当下"，从而避免过多关注自我以及消极的破坏性情绪，如悲伤、愤怒、内疚、自责、绝望。当你学会不再沉迷于过去或担心未来时，就会看到你已经拥有却一直被你忽视的财富（按照正念疗法之父乔·卡巴金 [Jon Kabat-Zinn] 的说法）。正念练习的实践性方法是选择一项日常任务,例如洗碗或刷牙,并确保全心投入——百分百专注于当下正在做的事情,并试图清除那些不断入侵你大脑的其他想法。这样的练习,可以使你的思想从持续的担忧和混乱中解放出来。

正念的另一个原则是,不要否认自己得了抑郁症,而是试着接受这个事实。只有放下对抑郁症的恐惧,你才能在现实中真正得到训练。

接纳与承诺疗法

接纳与承诺疗法(acceptance and commitment therapy,ACT)是 20 世纪末出现的一种新型治疗形式,由美国心理学家史蒂芬·C. 海耶斯(Steven C. Hayes)提出,早在 2011 年便被美国官方认定为一种循证疗法。

ACT 可被视为认知行为疗法(CBT)和正念疗法的成功结合。ACT 与正念疗法基于同样的前提,即认为抑郁症患者痛苦的主要根源在于他们试图不断与不愉快的想法、情绪、记忆、身体感觉和环境作激烈斗争。根据 ACT 的观点,这种与自我控制力的斗争会产生适得其反的效果,因为消除恐惧、孤独和忧郁需要花费大量时间和精力,从而无法再开展有意义的活动。即使有抑郁症患者参与这些活动,也只是出于习惯,往往因心不在焉而无法享受其中。

因此,ACT 的第一步是让患者学会接纳:向所有体验保持开放态度,停止抗拒。第二步与 CBT 一样,即从自己的想法中抽离出来,从而减少这些想法产生的影响。ACT 引导患者不再与自己的想法作斗争,而是在保持距离的情况下从旁观者视角对自己的思想进行全面审视,并分析这些想法在生活中的价值。下一步就是弄清什么对自己来说是真正重要并能够赋予生活以意义的。当他知道自己(真正)想要的是什么,他就可以迈出通往新生活的最后的决定性一步:学会在日常生活中倾听自己内心的声音并据此采取行动(为之付出时间和精力)。

首选哪种心理疗法?

在本章的引言中,我已说过抑郁症治疗的形式是多种多样的。有人曾开玩笑说，有多少个治疗师就有多少种治疗方法。

如果用谷歌搜索"心理治疗"，你会找到诸如回溯疗法、心理动力学疗法、神经语言程序疗法、催眠疗法、叙事疗法、交易分析疗法、格式塔疗法、存在主义疗法、佩索心理疗法、综合疗法等等各种五花八门的疗法。但无论这些疗法听起来多么有吸引力或令人印象深刻，或是充满希望，如果你的家人选择了一位使用其中一种治疗方式的治疗师来治疗抑郁症，那就是在开盲盒——结果如何不可预知。因为目前尚无充分证据证明上述这些疗法对治疗抑郁症确实有效。

当然，我们先前讨论过的三种治疗形式（认知行为疗法、人际关系疗法和焦点解决短期疗法）都是可以选择的；这三种方法已被证明对治疗抑郁症有效。而对于正念疗法，至少可以肯定的一点是，其能有效降低未来抑郁症复发的风险。

然而，我们说某一种疗法有效，并不意味着其理论原理就是完全正确的。迄今为止，尚没有一种疗法可以宣称其理论模型完全得到科学研究的支持。简而言之，即使治疗方法有效，我们仍无法确切知晓其作用机制。这是医学领域很常见的情况。对于许多疾病和病症，我们都有足够成熟的治疗方法，但仍不确定其起效原因。例如，众所周知，我们至今仍不清楚抗抑郁药物和电击疗法（稍后会进行相关讨论）是通过何种机制发挥作用的。我们也不知道为什么它们对某些抑郁症患者很有效，而用在其他患者身上则不然。但可以确定的是，一般来说，那些与患者的生活观念密切契合的治疗方法往往效果最好。这是一个重要的事实。因此，提前了解上述简要讨论的疗法并基于个人价值观做出选择，患者可以大大提高康复的可能性。

生物疗法

　　心理疗法直接干预抑郁症患者的思维、感受和行为，从而促进其康复。生物治疗尝试达到同样的目的，但其选择身体作为切入点。正如我们不清楚心理疗法发挥作用的原理为何,我们也不知道生物疗法的疗效到底是基于什么。大多数专家的解释如下:我们的行为、感受、思想和身体机能密切相关,可以把它们比作一套内门相互敞开的四居室公寓,只要一个房间的温度发生变化,其他房间的温度也会随之改变。

以下几个例子可以清楚地表明我们的感受、思维、行为和身体机能之间的相互影响。比如,当我们处在热恋中时,我们(以及周围的人)都会注意到我们的想法会有所变化:我们对自我和未来更加乐观;行为也会相应发生变化:时而热情奔放,时而更加内敛;生理层面也会发生变化:自我感觉更好,睡眠质量、食欲、专注力都会发生变化。第二个例子,发烧时,也就是我们的身体出现问题时,思想、感觉和行为也会发生变化;我们甚至可能听到或看到不存在的东西:变得有些精神恍惚。

患抑郁症时,我们的身体和大脑中所谓"化学物质"(例如神经传导物质和激素)的平衡被打破,而这些化学物质对我们的心理健康很重要。这种失衡状态也会导致我们的行为、感觉和思维发生变化。通过运动或药物治疗这两种最重要的生物治疗方式，可以恢复这种平衡。同样，运动或药物到底是如何起到如此作用的，目前尚不得而知。

运动疗法

精神病医生大卫·塞尔旺-施莱伯(David Servan-Schreiber)通过运动治愈了自己的抑郁症，并将自己的经历写下来，以书名《痊愈的本能》(*Uw brein als medicijn*)出版，十分畅销。

你可以改变大脑的工作方式，而且并不需要一直服用药物或常年坐在沙发上接受课程治疗。我通过自己的努力——包括每周骑三次动感单车，成功缓解了我的抑郁情绪。

(Edwin Oden, 2008)

没错，对抗抑郁症最有效且见效最快的疗法之一就是运动。每周至少三次,最好每次坚持半小时的快走、骑行、游泳或其他有氧运动——过程中你仍然可以说话,但没法唱歌。其效果不亚于服用抗抑郁药物,对轻度和中度抑郁症同样有效。

有研究表明,一个人越是"身体状况不佳",就越容易沉迷于进食、乘坐汽车等交通工具出行及被动看电视或呆坐在电脑前。锻炼对几乎所有人都能够发挥积极的作用:它能够减轻焦虑。因为运动时,身体活动和呼吸都需要集中注意力,这样人们就无法再分心去担忧其他事。许多慢跑者表示,在慢跑约十五分钟后,他们会自动进入一种能够积极看待事物的状态。运动结束后,这种积极状态通常还会持续数小时。

一位患有严重抑郁症的荷兰教授讲述了他设法通过骑行几小时,以重新启动自己停滞不前的心理引擎时发生的事情:

骑行几公里后,发动机开始启动,身体的瘫痪感逐渐消失,社交和精神瘫痪也随之消失。十公里后,我的脑海中开始出现一些想法和句段。二十公里后,想法和决心就像火箭一样从我的自行车下喷涌而出。三十公里后,我开始对他人萌生善意——那一刻,世界重新恢复了色彩和醇厚。

（Maarten van Buuren,2008）

运动的积极作用是让你从生活小事中获得更多乐趣:孩子、朋友、宠物、吃饭、阅读和音乐,等等。运动不会产生副作用。同样重要的是,抑郁症康复后继续保持运动的人,其复发概率比服用抗抑郁药物康复的患者要低三分之一。

除了具有抗抑郁作用,运动还有许多其他积极作用:控制体重、提高性欲、改善睡眠质量、增强免疫力、维持骨骼密度。此外,运动还可以预防心血管疾病和某些癌症,甚至可能延缓老年痴呆。简而言之,人的身体和思想需要锻炼,就像需要食物、饮料、空气和睡眠一样。锻炼是生活的基本必需品,缺乏锻炼迟早会给人带来不利的影响。

药物疗法

治疗抑郁症的药物称为抗抑郁药物,服用之后通常不会立即起效。但坚持服药七天到两周后,患者的症状会得到初步改善,比如情绪渐渐平复或睡眠逐渐得到改善。药物发挥最佳效果需要三到六周的时间,尤其是在改善情绪方面。

抗抑郁药有很多种类,其效果也因人而异。对有的人,药物 A 可能很有效,但换成药物 B 却收效甚微,甚至毫无效果;而对另一些人则可能恰好反过来。药物带来的副作用也因人而异。因此,患者可能需要多次尝试之后才能找到适合自己的药物。有时这种尝试甚至有点像大海捞针。如果服药后出现以下不良反应,可能需要换药:嗜睡、困倦、血压下降、口干、出汗、体重增加、视力模糊、恶心、便秘、头晕、麻木、性欲减退和头痛。通常情况下,这些副作用在治疗过程中会逐渐减轻,多数患者在持续服药两到三周后就会有所缓解。

此外,近几十年来,制药行业已经设法在一定程度上减少了抗抑郁药的副作用。例如，最新一代的抗抑郁药（包括百忧解、氟伏沙明、帕罗西汀和怡诺思）比20 世纪五六十年代上市的药物（三环类抗抑郁药，其名称来源于药物的化学结构：包含一到五个环或"圈"）产生的副作用要少一些。然而，"副作用更少"是一个相对概念。现代医学中的选择性血清再吸收抑制剂也有副作用，患者可能在服药后感到非常不愉快。例如对性失去兴趣，或虽然有性欲，但"力不从心"。

制药行业和处方医生也承认抗抑郁药物确实存在副作用——他们用"没有副作用就没有效果'的说辞来淡化这一点——但随即补充称，服用抗抑郁药物并不会成瘾。当然，"不会成瘾"是否属实取决于人们对"成瘾"的准确定义。服用抗抑郁药物确实不会像传统意义上的成瘾那样，需要逐渐增加剂量；但很多患者在停药后，会像其他成瘾（例如吸烟和酒精）患者一样产生戒断反应。患者会出现类似其原有抑郁症状的不适反应，尤其是在突然停药的情况下。关于这一点，不妨听听一位患者的亲述：

第二天一早，我彻底停药了。我知道这会让我的抑郁症变得更严重。但我并不知道自己将会经历如此极端的身体戒断反应。有人告诉我选择性血清再吸收抑制剂不会让人上瘾，但在我看来这种说法完全错误。任何激发依赖性的药物都会让人上瘾。任何引起如此极端戒断反应的药物都应被列为 A 类药物。

用"地狱"来形容这种感觉也远远不够。

(Sally Brampton, 2008)

目前对于抑郁症的治疗都是优先使用最新一代的抗抑郁药物。如果患者的病情没有好转，才会考虑使用旧版（"药效更强的"）抗抑郁药物。

如果抗抑郁药物不起作用，可以选择联合锂剂进行辅助治疗。这种药物能够增强抗抑郁药物的疗效。

结合使用锂剂与周期性抗抑郁药物进行治疗的成功率在 50% 左右。至于剩下 50% 的患者，所谓的

"MAO 抑制剂"（另一种类型的抗抑郁药）可能对其中的 10% 会起作用。MAO 是"单胺氧化酶"的缩写，这意味着 MAO 抑制剂能够抵制单胺氧化酶对大脑化学代谢中具有重要功能的物质的破坏作用。MAO 抑制剂的显著副作用是，它可能使患者的血压升高到一个危险值。为了避免这种情况，患者需要遵循特殊的饮食习惯（低盐饮食就是其中之一）。

首选哪种生物疗法？

"我想要我的家人尽快康复，但哪种治疗方案最有希望呢？"读完上述内容后，大家一定会提出这个合情合理的问题。十年前，如果你向十位专家提出这个问题，可能会得到十个不同的答案。这个问题也一直让荷兰政府头疼，因此在 1999 年，荷兰政府成立了一个国家专业指导委员会，由五个重要专业组织的代表（家庭医生、精神科医生、护士、心理学家和心理治疗师）和几位抑郁症患者及家属组织代表组成。委员会成立的任务是面向全国制定《抑郁症多学科指南》。

六年后,也就是 2005 年,该指南完成并发布,这份指南是"一份可提供日常实践的建议和治疗的指导文件",并"基于科学研究结果以及专业人士和患者意见,旨在明确最佳治疗方案"(中央指导机构与 Trimbos 研究所,2005)。

正如政府所预期的那样,许多医疗专业护理者已将该指南作为日常工作的重要参考,但遗憾的是并非每个人都是这么做的。更重要的是这份指南是基于科学研究的结果。因此,我将以这本指南为指导框架,简要概述如何帮助抑郁症患者选择最佳的治疗方式。不过,我擅自对其中一些内容进行了修改,与指南原文略有出入,但每次我这样做时都会说明缘由,以便大家可以做出自己的判断。

根据《抑郁症多学科指南》(以下简称《指南》),要选出最适合的治疗方法,需要首先考虑以下因素:

· 这是患者第一次患抑郁症还是之前已有抑郁症病史?

· 抑郁症症状严重程度如何？

· 患者更倾向于接受哪种治疗方法？

在后续的介绍中，我将始终围绕这三个核心因素展开。

如何选择治疗方法

先观察一下

如果我们身体不适但症状较轻时去就医，医生通常会向我们解释疾病的成因，说一些安抚的话，建议我们回家休养以及如果一周内症状没有缓解或加重再来就诊。医生这么做是因为他们知道大多数不适症状（例如咳嗽、流鼻涕、胃疼、头疼、背部疼痛、发烧和疲劳）会在一段时间后自行消失。

同理，无论是否接受治疗，50%的抑郁症患者都会在三个月内康复，因此《指南》建议在抑郁症初次发作时暂时不采取治疗措施，而是先静观其变；尤其是患者的病情较轻、明显与社会心理因素相关（例如压力或重大损失），或尚不想要接受治疗的情况。但《指南》仍建议医生如实告知患者有关抑郁症的知识，并（通过让患者再次预约就诊）密切关注患者状态，从而了解病情的发展情况。《指南》给出的另一项建议是让医生鼓励患者首先接受阅读疗法，也就是通过阅读书籍的方法进行自我疗愈。但《指南》没有为这一重要的建议提供任何依据说明。我想在此对其进行补充。

　　首先，研究表明，针对中度抑郁症的阅读疗法与抗抑郁药物、心理学家或精神科医生的治疗效果不相上下（Pim Cuijpers et al., 2008）①。

---

① 当我将这本书寄给出版社时，皮姆·奎珀斯教授（Pim Cuijpers）告诉我他刚刚对 21 项对照研究进行了新一轮元分析！在这一实验中，他把抑郁症患者"盲目"或"随机"分配到治疗师组或阅读疗法组。得出的结论是，接受这两种形式的治疗后的结果根本没有区别。他补充道，阅读治疗小组的患者在完成任务的过程中确实得到了一些电话或网络指导，而且无论这种指导多简短，都很重要，因为大多数患者都无法靠自己集中精力坚持完成自助图书上的任务。最后奎珀斯教授告诉我，他刚刚将他的研究写成了一篇文章并提交给了权威期刊《咨询心理学与临床心理学杂志》（*Journal of Consulting and Clinical Psychology*）。

我鼓励患者尝试这种自助治疗形式的第二个原因是，如果患者在三个月后发现自己不是能够自行康复的幸运儿，他仍然需要开始接受正式治疗。但在此之前如果什么都不做，患者可能错过头三个月的最佳治疗时期，之后将忍受更长时间的痛苦。

第三个原因是，病程长短是治疗成功与否的最佳预测指标之一。换句话说，患者抑郁持续的时间越短，得到有效治疗的机会就越大。因此，越早开始治疗越好。

第四个原因是，阅读疗法（同心理疗法一样）能显著降低抑郁症复发的概率。因此，即使有的患者不接受其他治疗就能自行康复，他们仍能够从这种自助形式中获益。

最后一个原因是，轻度抑郁症常常可能发展成中度或重度抑郁症。最好不要冒这个风险。

简而言之，在第一次患抑郁症时持观望态度是一个相对的概念。这是一种被动做法（让时间发挥作用），但其核心其实是做好准备开始接受治疗并提升自己解决问题的能力。

如果症状没有缓解

如果三个月后抑郁症仍未痊愈,《指南》建议无论如何都要开始进行正式治疗。可以选择药物疗法或心理疗法。《指南》阐述如下:"这两种不同的有效治疗形式为患者提供了选择的可能性,抑郁症的严重程度和患者的偏好都很重要。"

如果选择心理疗法,《指南》推荐认知行为疗法和人际关系疗法。如果患者除了抑郁症,还面临人际关系问题,也可以根据《指南》给出的建议采用伴侣治疗。这种治疗形式可以为单人提供治疗,但"对于积极配合治疗的患者来说,多人治疗也同样有效"。《指南》中没有提及焦点解决短期疗法,这很可能是因为在《指南》发布时,对这种疗法的研究还不够充分,所以无法证明其有效性。

如果要选择药物疗法,那么《指南》则已不是百分百"最新"的材料了。2008年初,英国研究人员在颇具影响力的医学杂志《新英格兰医学杂志》(*New England Journal of Medicine*)上发表的文章对抗抑郁药物的作用研究进行了总结,并指出:由于一些不受欢迎的研究尚未发表,长期以来,抗抑郁药物的作用一直被高估(Turner et al., 2008)。如果算上未发表的研究,与安慰剂相比,抗抑郁药物使得抑郁症减轻的概率只有 2%。在这项备受争议的研究出现之前,很多在专业期刊上发表的研究结果都已表明,抗抑郁药物的效果并不如制药行业想让我们相信的那样好。当《指南》于 2005 年发布时,荷兰家庭医生协会和潘多拉(Pandora)患者协会拒绝在这份文件上签字,因为他们认为《指南》夸大了抗抑郁药物在治疗中的作用,与研究证明结果并不相符。

到此你可能已经知道我接下来要聊些什么了。如果抑郁症确诊三个月后患者仍未痊愈,我会提出与《指南》不同的建议;但我仍不会建议患者使用抗抑郁药物。原因有三。

第一个原因是,超过一半的人无论如何都不愿意服用抗抑郁药物,而愿意服药的人群中也会有50%提前停药(其中,25%的患者服药一个月后就停了,50%的患者会在六个月内停药)。继续坚持服药的这部分人中,只有三分之一的人会遵医嘱服用药物,而根据《指南》的建议,坚持服药对于取得良好的治疗效果非常重要。坚持下去的一小部分人相比那些不愿意服药或提前停药的人,往往会受到更严重的副作用影响。

第二个原因是,这些药物只能作用于生物学层面,而无法改变环境因素。抑郁症是由生物学倾向和环境因素共同导致的,因此,服用抗抑郁药物实际上是"治标不治本"。

第三个原因是,开具抗抑郁药物的前提是在与医生进行支持性对话后。《指南》建议始终将药物治疗与定期支持性对话结合运用(这也是为了让患者能坚持治疗)。好吧,既然医患对话无论如何都是必要的,为什么我们要把时间和精力花在讨论药物的作用和副作用上,而不是完全用于对话疗法呢?

那么除开药物疗法,我们应该选择哪种疗法呢?

如果不是重度抑郁症患者(稍后会详细介绍)，我会建议选择运动疗法和心理疗法相结合的治疗方式。我保证我会证明这个建议是合理的。如前文所述，运动的短期效果并不逊色于服用抗抑郁药物，而且从长远来看疗效更好，患者也许能够通过这种方式彻底"摆脱抑郁"。还有一点很重要，锻炼没有副作用，不仅有利于心理健康，对身体健康也有益。

心理疗法也是如此。这种疗法的效果与药物疗法相当，而且从长远来看效果也更好;此外，接受心理疗法的患者复发或患新型抑郁症的概率比通过药物治疗康复的患者要低得多。与《指南》几乎同一时间发布的《NICE 抑郁症指南》(NICE, National Institute for Clinical Excellence,英国国家卫生与临床优化研究所, 2004)认为，考虑到上述两个因素，中度抑郁症患者应优先采取心理治疗而非药物治疗。心理治疗和锻炼一样，没有副作用。(不过话说回来，如果患者遇到的治疗师水平不高，也可能会受到心理伤害。)

支持心理治疗的第三个理由源于一项神奇的研

究,该研究数据表明患者在接受心理疗法时,大脑会产生像服用抗抑郁药物一样的化学变化:心理学家通过一系列脑部 CT 研究发现,患者在接受心理治疗时,其血清素水平会像服用抗抑郁药物一样迅速上升(Mark Mieras,2007)。原来交谈也能重塑大脑![1]

《指南》并没有明确指出心理治疗需要持续多长时间。其给出的建议是坚持治疗,直到患者的病情能够保持稳定(患者的汉密顿抑郁量表得分为 8 或更低,该量表是一个应用非常普遍的抑郁症测量工具)一个月后再结束。尽管专家们对心理治疗的最佳时长仍持不同意见,但《指南》的这一建议并不实用,因为这意味着如果患者的病情一直没有得到明显改善,将可能需要接受无限期的治疗(Spijker at al.,2006)。因此在我看来,如果坚持十六个疗程后(大多数研究都

---

[1] 不仅如此:"心理学家在一项针对接受治疗的抑郁症患者的研究中发现,行为疗法会使患者前额叶皮层底部的活动增加,其扣带回和海马体的活动也会因此而显著增加,其所产生的效果与服用抗抑郁药物一样。患者控制感情和记忆的能力也会有所增强。"(Mark Mieras,2007)

以这一时长为准）疗效仍不理想，最好采取另一种疗法。在这种情况下也可以考虑服用抗抑郁药物。

如果患者既不愿意接受心理疗法，也不愿意服用抗抑郁药物，《指南》建议可以将贯叶连翘作为备选。这种纯天然药物在美国被称为"大自然的百忧解"，多年来一直被荷兰的东部邻居（德国）视为抗抑郁药物的成熟替代品，其对轻度和中度抑郁症的疗效不亚于其他抗抑郁药物。

重度抑郁症

"对重度抑郁症患者，建议必须使用至少一种抗抑郁药物，同时可以结合心理治疗，当然也可以考虑仅接受精神/心理治疗。"《指南》中的这句话给出了对重度抑郁症的治疗建议。

《指南》将抗抑郁药物视为重度抑郁症治疗手段的首选，有两个原因。

第一，重度抑郁症患者常常处于混乱状态，以至于无法正常表达，因此需要服用抗抑郁药物来缓解这一症状,并使自己有勇气接受心理治疗。伴有幻觉和妄想的精神病性抑郁症患者尤其需要服用抗抑郁药物。

第二,与轻度和中度抑郁症不同,抗抑郁药物的有效性已在重度抑郁症患者的治疗中得到证实。

《指南》建议"可以将药物疗法与心理治疗结合起来"。在我看来,最好省略"可以"这个词。我持有这一观点的原因是前文提到的《NICE 抑郁症指南》中也给出了这一建议。尽管我们目前仍不清楚心理治疗和药物疗法是否有相互促进的作用,但可以肯定的是,通过这种结合疗法康复的患者复发的概率会有所降低。这很好解释。药物并不会改变一个人的生活境况或是思维方式。因此,为了降低未来复发的风险,医生有必要对患者的生活方式进行干预,这里指患者如何看待自己、如何解决问题、如何与他人互动,等等。

《指南》对重度抑郁症患者仅接受心理治疗持开放态度。这也不无道理。在《指南》发布后,大量研究表明即使是在重度抑郁症患者的治疗过程中,相比药物治疗,心理治疗也常常占主导地位(Marc Blom,

2007；Robert J. DeRubeis et al., 2005；Janice Hopkins Tanne, 2005）。并非所有重度抑郁症患者都处于"完全崩溃"或极度混乱状态，以至于无法与他人进行正常交流。对这类患者，心理治疗是一种很好的首选治疗方法。

运动也可以在心理治疗过程中最大限度地发挥积极作用。尽管运动对于重度抑郁症患者来说确实很难，但是一个循序渐进的运动恢复计划通常是可以实现的。计划中的每一个步骤都很重要。需要注意的是重度抑郁症患者通常需要住院治疗，而专业人员正好可以协助其进行锻炼。在这种情况下，患者就不可能一直坐在椅子上或是躺在病床上了（毕竟这在家就能实现）。

另外，该指南鼓励每一位抑郁症患者开展体育锻炼："建议抑郁症患者从治疗的第一阶段起就开始运动，可以根据自己的年龄和兴趣选择运动类型。运动能够给患者提供动力并使其生活变得更规律。"

电击疗法

对重度抑郁症患者，如果药物和心理治疗不起作用，还可以采用电击疗法（emission computed tomography，ECT，也称电休克疗法）。

有很小一部分抑郁症患者（约占总数的 5%）的症状无法通过心理治疗和药物治疗得到缓解。好像所有疗法都对他们无效。对于这类患者，也可以选择电击疗法。但这种疗法长期以来一直备受争议。杰克·尼科尔森（Jack Nicholson）曾在电影《飞越疯人院》（*One Flew over the Cuckoo's Nest*，1975）中通过其精湛的演技谴责了电击疗法，甚至一度引发公众对其的强烈抵制。近年来电击疗法逐渐回归大众视野，越来越多的人也开始认可其在重度抑郁症治疗中的重要作用。与药物治疗相比，这种方法几乎没有任何副作用，而且也不存在不遵从医嘱（及不按处方服药）的问题。电击疗法可能导致的唯一副作用是暂时性的意识混乱和记忆力减退。

顾名思义，电击疗法就是让患者的身体受到电击。首先需要对患者进行麻醉，然后通过放置在他头上的两个电极片对其施加几秒钟的电流冲击。这种方式可能诱发患者持续一分钟左右的类癫痫反应。电击疗法一般 6~12 次为一个疗程，分六周进行。在实施治疗前，不仅需要患者明确同意，还需要得到一位不参与此次治疗的精神科医生的同意。[①]

研究表明，很多患者在接受电击治疗后情绪得到改善。对于伴有自杀倾向和严重精神错乱的患者，短期内疗效良好的比率可达 60%~80%。但其长期疗效并不理想：30%~40% 的患者最终会回到治疗前的状态。尽管如此，电击疗法的效果也是令人震惊的，许多本来准备放弃治疗的患者最终通过电击疗法得到了康复。

----

① 国内 ETC 治疗不强制要求外邻医生的同意，但《精神障碍诊疗规范（2020 年版）》规定：至少由两名精神科主治以上的医师进行共同诊断并确认 ETC 治疗的必要性；另外，高风险病例还需要麻醉科和神经内科的会诊。

慢性抑郁症

抑郁症有时可以持续两年,甚至更久,轻度和中度抑郁症也不例外。这就是我们接下来要讨论的慢性抑郁症。《指南》指出,对于抑郁症复发的患者,其个人意愿和以往的成功治疗经验可以为其再次选择合适的治疗方法提供借鉴。在实际治疗中,最终还是要选择药物疗法和心理疗法相结合的方式。选择药物疗法时首选哪种药物超出了本书讨论的范围。可以这么说,如果尝试了几种抗抑郁药物后都没有达到预期的效果,通常的做法是再配合使用锂剂;如果有必要,还可以再加上单胺氧化酶抑制剂。

氯胺酮

氯胺酮(ketamine,K 粉)于 1962 年被首次发现,自 1965 年起开始用于人或动物的麻醉。近二十年来,医学界一直认为氯胺酮是最有希望治愈抑郁症的药物。许多医生在使用这种药物时仍然有些担忧和谨慎,因为很少有人研究它的疗效。由于目前针对这种药物的研究无法获得专利,所以近年来大部分专注于药物研究的制药公司并没有在这方面投入资金。然而,杨森(Janssen)制药公司目前正在研究该药物是否能以鼻喷雾剂的形式上市,该公司正在全球范围内对一千名医治无望、有自杀倾向的抑郁症患者进行药物测试。

尤里安·斯特劳斯(Jurriaan Strous)是阿姆斯特丹大学医学中心的荷兰籍医生,他正围绕氯胺酮进行博士论文写作,并对此持乐观态度:"通过对多项研究进行元分析,发现平均三分之二的测试对象的抑郁症状减少了一半。剩下三分之一的患者在单次用药后能够保持一周的良好状态。这真的很神奇。"(Vermeulen,2017)

经颅磁刺激

经颅磁刺激(transcranial magnetic stimulation,TMS)需要与心理治疗结合使用。这种新疗法需要用低压电流刺激患者的大脑前部,即前额皮质,时长为二十分钟。患者需要每天接受一次电流刺激治疗,共持续六周。

研究表明,在接受这种治疗的患者中,大概三分之一的病情有所好转,而药物和心理治疗对他们来说没有任何效果。与其他形式的治疗手段(药物、心理治疗等)一样,TMS 的作用机制目前尚不明确。但目前已知 TMS 有两大优点:一是副作用很小,甚至没有任何副作用,而且在接受治疗两周后就可以确定这种疗法是否有效果;二是 TMS 在英国被纳入保险范围内,美国药品监督管理局于 2008 年批准 TMS 为抑郁症疗法,现在这种疗法的使用在美国已经非常普遍。事实上,TMS 与本书中讨论的其他形式的治疗方法一样,并不适用于所有人,即都具有"局限性"。原因在于,抑郁症和癌症、阿尔茨海默病一样,都只是一个概括性术语。因此,对抑郁症的治疗,核心问题始终是:对眼前这位患者而言,哪种治疗方法最有效?

Part 4　突破难关，得到专业帮助

很多同时患有癌症和抑郁症的人都曾表示，抑郁症更令人痛苦（Bakker，2008）。几乎没有任何疾病会像抑郁症那样对患者的生活质量造成如此严重的损害。即使是截瘫，境遇也要比患抑郁症好得多。

你可能认为抑郁症患者和遭受严重烧伤、腿部骨折或其他病痛折磨的人一样，能迅速获得专业帮助并摆脱痛苦。但事实并非如此。大多数抑郁症患者并不能得到有效的帮助。我将在本章尝试解释出现这种情况的原因，并告诉大家在为家人寻找最佳帮助时可以发挥什么样的作用。

我将简要介绍三种情况，在这三种情况下，我们的"干预"可能是有意义且有效的。第一种情况是家人

没有意识到自己患有抑郁症(因此没有寻求帮助)。
第二种情况是家人已知道自己患有抑郁症,但不知出
于什么原因没有寻求治疗。第三种情况是家人已开始
尝试寻求帮助,但似乎一直找不到合适的人选。第三
种情况的另一个前提是,他寻求过帮助,但对获得的帮
助感到非常失望,或者感觉没有效果,以至心灰意冷,
不愿再采取进一步的措施。

　　如果你患有抑郁症的亲友想要得到有效且充分的
帮助,通常要走过一条非常艰辛的道路。这条路上会
有很多坎坷,因此会走得很艰难。在这个过程中,他们
通常会面临五道难以跨越的关口!他可能很容易被绊
倒,因为大多数关口都隐藏着无法被轻易察觉的障碍。
本章会告诉大家应该如何帮助他们避开这些路障,以
及如何帮助被绊倒的他们重新站起来。

第一关:疾病认知

　　如果你摔断了一条腿,你会立刻意识到自己的身

体出了问题，而且会第一时间去看医生。相比之下，值得注意的是，40%的抑郁症患者即使遭受着巨大的痛苦，也丝毫意识不到是自己的心理出了问题（Vermeulen，2008）。

他没有意识到自己有问题的原因之一可能是他认为这些痛苦是自己造成的。很多人患有轻微、长期的抑郁症，专家称之为"慢性抑郁症"，外行人则认为他们只是"性情沉闷"而已。

还有一个原因更为常见：抑郁症也可能以各种身体不适的形式表现出来，例如头痛、背痛或疲劳感。如果有人将自己的持续性情绪低落和其他不适归因于身体问题，那么他可能会自行服用止痛药或休息几天，并希望这些不适症状会自行消失。

第三个常见的原因是，他们认为自己目前的抑郁情绪是由过去的痛苦经历或压力导致的："我的父亲半年多前去世了，这带给我的影响比我当初意识到的要深远许多。"（然而，抑郁症的典型特征是，悲伤情绪的强烈程度和持续时长与其触发因素不成正比，远超普通人在正常压力事件下的表现。)这种想法在初次抑郁症患者中更为常见。与再次抑郁症或反复抑郁症不同,初次抑郁症通常是在我们的生活突然发生重大变故(例如亲人去世或失业)之后找上门的。

如果你怀疑你的家人患有抑郁症——若非如此,你也不会读这本书了——这时最好的方式就是表达关切以及你为什么而担忧。要以一种积极的态度展开对话,先向你的家人表达你的爱意,并特别提到他身上某些让你非常欣赏的特质:"我很爱你,很欣赏你,尤其是你的幽默感和责任感。"然后表达你的担忧:"我很担心你。你最近有所变化,我都有些不认识你了。你自己也有这样的感觉吗?"并告诉对方你观察到了哪些变化,比如你留意到他最近经常缺席一些活动、很少笑、经常喊累、不愿意见朋友、更易怒、不再有性欲,等等。尽量避免让你的家人觉得你在责备他(抑郁症患者对任何伤及其自尊的打击都很敏感),而应该多向他表达你的爱意和无能为力的感觉;所以要多谈期望,少提要求。

你也可以让疑似患有抑郁症的家人阅读本书第一章的内容。他或许会在书中看到自己的影子。还有一个方法是建议他完成线上抑郁症自助测试。常用的几个网站包括：

北京心理危机研究与干预中心，https://www.crisis.org.cn

国家心理健康和精神卫生防治中心，http://www.ncmhc.org.cn

简单心理，https://www.jiandanxinli.com

壹心理，https://www.xinli001.com

知我心理，http://www.knowyourself.cc

壹点灵心理服务平台，https://www.ydl.com

安肯心理，http://www.ancare.net/home

你的家人可以通过自助测试来判断你的担心是否真的必要，抑或只是"庸人自扰"。

如果你认为"抑郁"这个词可能会让你的家人感

到害怕,那就尽量避免使用这个词(最好也不要提到抑郁症测试)。相反,不妨把这种症状称为"压力过大"或"职业倦怠"。尤其是男性更容易接受这类表述,因为他们对任何在自己看来会透露出软弱意味的词都很敏感。

　　重点并不是要说服家人相信你已经知道或是你认为自己已经知道的事情,而是让你的家人意识到自己有些不对劲。为了实现这个目标,你不仅要选择合适的措辞,更要慎重选择合适的谈话时机。如果你的家人正处于压力或愤怒之中,谈话注定会失败。选择一个他情绪平稳的时间段,但要避开临睡前,在这种时候不宜讨论这种沉重的话题。人们通常不喜欢在下班刚回到家或有其他人也在场时,比如在孩子面前谈论情感话题。在实际操作层面,进行对话的最佳时间是在晚上八点到十点之间、周末或休息日。

　　当然,一次谈话绝不会马上产生预期的效果。即使你选择的措辞和时机都恰到好处,你的家人仍然需要时间去消化"自己可能存在问题"这一事实。如果没有立刻成功，晚几天尝试再聊一次。这样，也可以留足时间让你传递的信息在你的家人心里"落地"。

第二关：主动寻求专业帮助

意识到自己可能患了抑郁症，是人们主动寻求专业帮助的一个前提。但这还不够，还需要满足更多前提条件。事实证明：十个察觉到自己可能有问题的人中，有四人会出于各种原因而不寻求专业帮助。原因如下所述：

一个可能的原因是患者认为自己无法真正得到帮助，尤其是老年人和年轻人更倾向于这样想。他们经常将病因归咎于自身之外的事：工作压力或是生活中的大起大落（Prins et al.，2008）。

另一个可能的原因是患者的自我价值感极度缺失。这种想法也正是抑郁症的本质表现。如果一个人想要寻求帮助，前提是他必须认为自己是值得被救治的，而这恰恰是抑郁症所摧毁的。

　　患者愿意寻求专业帮助的另一个前提是对心理健康从业者有信心，这其实是上文提到的两个原因的延伸。如果患者对此没有信心，或是持怀疑态度（例如，受到身边的反面案例影响，或者之前与心理健康从业者有过不愉快的交往经历），那么可能还需要一些额外的刺激才能促使他下定决心寻求专业帮助，比如来自其他人的巨大压力（"我希望你能够寻求专业帮助。""我无法再承受这件事了。""就算你真觉得不需要，权当是为了我吧。"），或是因抑郁症而遭受更多痛苦。这种痛苦即使不是患者寻求专业帮助的首要原因，也是最重要的原因之一。抑郁症患者都会经历痛苦，但由于抑郁症也有很多种类，因此不同患者所感知到的痛苦也有很大差异。还有一个问题是，每个人应对痛苦的方式也不同。有的人患轻微感冒也会去看医生，而有的人即使患了重感冒也仍然坚持工作。心理疾病患者也有这样的差异。

　　要向外界寻求帮助，患者还必须克服另一个障碍：向陌生人坦露心迹（个人情感、恐惧和秘密）时所产生的羞耻感。如果想要寻求帮助，那么他就必须将自己的秘密公开。这对他们来说是极其艰难的一步，但局外人常常把这件事想得非常简单。下面我举一个例子来对此进行解释。

在一次培训中，我的一位学员含着泪说她没有完成训练任务，因为她太累了。她抽泣着，结结巴巴地补充道："几周前，我不得不接受自己已经精疲力竭了。起初我以为我的症状与更年期和我最小的孩子离开我们独自生活有关，但后来我意识到事实并非如此。除了我丈夫，我没有将这件事告诉任何人。"她还提到自己几乎无法投入到工作中，但她认为到目前为止同事们还没有察觉她有什么异常。

当我问她是否已经考虑好下一步该怎么做时，她说她真的不知道。但在短暂考虑后她说："我准备明天将这件事告诉一位和我关系很好的同事。"和她一起参加培训的同学们对她的处境表示很担心，而且反应也非常强烈。（这些同学她都不认识，因为他们来自全国各地。）"你继续这样下去不行！应该尽快寻求专业帮助。而且要事先告知你的领导。"我并不赞同这些同学的观点, 但肯定了这位学员的勇气: "当你能和你的同事谈论自己对工作的倦怠时, 就迈出了第一步, 也是最艰难的一步。事实上, 你能够向一起培训的同学讲述这件事也是巨大的进步。尽管你在培训前并不认识这些人, 但要向他们坦露自己的心声也绝非易事。一旦你能够向同事坦白并克服第一个障碍, 你就可以喘口气, 然后想想接下来该怎么做了。"

上文的例子还说明了一些其他问题。在寻求专业帮助之前, 患者必须首先接受自己的"病患角色"。他还必须接受这不是生理问题, 而是心理问题("身边的人可能会觉得我是一个软弱的人、一个情绪不稳定的人")。身边的人还包括工作环境中的上司和同事("他们可能不再对我有信心, 我将会因此失去成就一番事业的机会")。

虽然高达 40% 的人一生中都会因心理疾病而接触心理健康治疗, 但人们对心理疾病这件事仍然讳莫如深。我们不知道该如何应对这种情况。那些接受过大手术或重大身体干预的人回家时,会欣然接受家人的热烈欢迎;而因严重心理疾病接受临床治疗并痊愈的人回家时,却不愿家人为其举办任何庆祝仪式。

简而言之,因心理问题而寻求帮助的人会觉得自己需要解释很多事情;更不用说还要接受自己的病患角色,简直难上加难。

如果你有养育孩子的经验,相信你对你的孩子可以自主进食的那一刻记忆犹新。如果你为了避免把食物撒得到处都是而亲自喂婴儿或者小孩进食,他会扭过头不再看你并抿紧嘴唇。你的孩子想要通过这种方式向你明确表达:"我想自己做这件事。"然后这种行为会不断重复出现。当你的孩子学习新东西时,他总是想要自己动手去完成,这也是一个必经的过程。如果你想要帮助他,请赶快打消这个念头!

即使在我们的童年时代结束之后,我们也不会放弃这么做。事实上,我们成年人在这方面与孩子并无二致。我们甚至会做得"更过头":我们更愿意独立完成所有事情。即使并不确定自己能否独立完成,我们也依然想要自己来。我们有自己的骄傲。寻求帮助对我们来说很难。尤其是男性会更容易产生这样的想法。如果在一个陌生的城市迷了路，很多男性往往宁愿开车绕半个小时，也不愿向路人问路。

另一个在寻求专业帮助的道路上有些奇怪的障碍是——没有时间。很多患者以"没时间"为由回避寻求帮助，尤其是年轻人和受过高等教育的人（Prins et al., 2008）。如果是爱车出了问题，他们总是能抽出时间开去修理厂；但如果是自己出了问题，想在日程安排中找点空闲时间可就太难了。

最后一个障碍则是经济原因。部分心理治疗费用没有被纳入保险报销范围。目前不仅一线心理学家的治疗费用基本上需要患者部分或全额承担，而且精神健康研究院的心理治疗费用也需要由患者自行支付。

总的来说，可能导致患者放弃寻求专业帮助的原因有八个（相关概述详见第 136 页）。对于大多数人来说，放弃寻求专业帮助的原因不止一个而是多个。在你患有抑郁症的家人决定去看医生之前，他的脑海里可能会上演一场情感和理智之间的激烈斗争。下面是一个关于这种内心冲突的例子。

斯蒂恩杰的困境

我是斯蒂恩杰，我正在和自己作斗争。这场斗争的内容是什么？依然是那个永恒的主题："我怎么了？""为什么我感觉如此糟糕？"我的情感和理智总是为此争论不休，通常是理智开启这个话题：

理智：听着，斯蒂恩杰，你太累了。你为什么不承认这个事实？

情感：你哪只眼睛看到我累了？

理智：看看你自己——你整天都是一副疲惫不堪的样子。这么说吧：你已经筋疲力尽了。你的身体反复出现各种病痛，心情郁闷、焦躁不安，而且压力很大。此外，你的注意力明显比不上从前集中，每天上班都像是在泥潭里挣扎。相信我：你早已身心俱疲。

情感:你什么时候开始扮演起医生的角色了?

理智:从你蒙蔽双眼逃避现实开始。你非常需要听听我的建议:去看看医生吧。我认为这很简单:你觉得自己病了,想要摆脱病痛,想知道自己出了什么问题,就去看医生啊——一般人都明白这个道理。

情感:事情没那么简单。我的病症不止一种,而是多到数不清。医生该拿我怎么办?他只会觉得我小题大做。

理智:好了别傻,斯蒂恩杰。你真的太累了,已经无法再继续工作了,而且你感觉非常糟糕。你一直等待着能够自行恢复,却始终在崩溃的边缘挣扎。

情感:好吧……但就算我去见了医生,也只会干坐在诊室里,一句话也说不出来。

理智:那你为什么不写下你的症状呢?白纸黑字清楚描述你的问题并将它们进行归类。

情感:不用你说,我早就在脑子里列出了不下

100 种病症……难不成让我带着所谓的"病症榜Top10"，去告诉医生："尊敬的医生，请允许我荣幸地向你介绍斯蒂恩杰十大病症……"

理智：这主意不错！梳理"十大病症"能帮助你明确自己的身体状况，也方便医生一眼就看出你的症结所在。

情感：我只是在开玩笑……但好吧，如果你真这样想的话，斯蒂恩杰将会得到一份"病症榜Top10"。当然，这与"图书畅销排行榜Top10"可不是一个概念。

（Rientje de Gruyter，1996）

如果你的家人已经知道或怀疑自己患有抑郁症，却没有寻求专业帮助，你有权利——或者应该说，你有义务——鼓励他这样做。就像你如果担心你的家人得了阑尾炎或当他吐血并且血压显著升高时，你也会这么做。你有这个权利，因为抑郁症不是一个人的事：你的抑郁症家人的情绪也会影响你的情绪，你会因他的抑郁而情绪低落,也会因看到自己所爱的人受折磨而感到痛苦。

> **寻求专业帮助时可能遇到的困难**
>
> - 认为问题无法解决
> - 害怕向陌生人坦露心声
> - 害怕或认为沟通无济于事
> - 怀疑从业者的专业度
> - 不愿意寻求帮助(更愿意自己解决问题)
> - 因生病而感到羞耻和恐惧
> - 时间不够
> - 治疗费用(个人缴费比例或总费用过高)

可能只有你最清楚如何以最佳方式帮助你的亲人克服困难。因为你并非第一天认识他,容易察觉你认为某件事可取但对方不愿采取行动的情况。对一些人来说,直来直去会有效果("我希望你能去看医生");对另一些人来说,则要避免带有"命令"意味的语气,并且尽可能委婉地表达你的想法(这种方式会让对方觉得他自己有选择的自由);第三种患者需要多次、长时间的沟通;第四种患者只有在听到多人给出同样的建议,或是受到他非常尊敬的人的激励时,才会改变主意(这种情况下,最好让其他人和你一起努力劝说);第五种患者可以通过设立奖励让他动心;第六种患者会因对方的恐惧而有所行动("我很担心,我不知道你出了什么问题");等等。

如果你的抑郁症家人是成年人(伴侣、父母、已成年的孩子),不要因为你认为他"已经足够成熟",可以独立寻求帮助,而产生顾虑或过度纠结。回想一下你患流感的时候,是不是觉得自己也像个小孩一样无助?记住,几乎每一种生理和心理疾病都会唤醒一个人内在的孩童。一位患有抑郁症的教授也承认了这一点:

> 我所有的力气都被抽走了。这种无力感让我变回了极度依赖他人的幼儿状态。我退化到了三岁孩子的水平。(……)这种抑郁危机会让人回想起《佩姬苏要出嫁》(*Peggy Sue Got Married*)这

部电影, 电影中成年人会突然回到童年。抑郁症
就像一台时光机, 可以让你回到过去。

（Maarten van Buuren, 2008）

　　还要记住, 你所做的一切并不是在操纵他人: 因为
你这么做不是为了自己, 而是为了对方。如果你的家
人不愿寻求专业帮助, 请以一种平和的语气和他讨论
他拒绝这样做的原因。他认为自己无药可救了吗？他
是否害怕自己会因寻求帮助而名声受损并危及职业生
涯？他没有时间进行治疗吗？他对治疗缺乏信心吗？
他是否担心费用问题？他是否认为自己的症状最终会
自行消失？……了解了这背后的原因, 你会更容易找
到切入点, 从而顺利引导你的家人朝着理想的方向迈
进。你的家人可能认为寻求专业帮助毫无意义或没有
必要("别管我了, 我自己会处理"), 告诉他你希望他
这样做, 然后问他是否愿意("就当是为我做这件事
吧, 我会非常开心的")。

　　如果你发现你的抑郁症家人羞于寻求专业帮助,

并将其视为一种懦弱的表现，请告诉他你恰恰认为寻求专业帮助才是坚强的表现，因为这是为了再次将生活掌控在自己手中。如果你的亲人认为自己毫无价值，你可以向他指出这正说明他确实需要帮助——因为没有人是一文不值的，他之所以这样认为，只是因为患上了抑郁症。如果你的亲人说帮助他只是白费功夫，而且对未来非常悲观，不相信自己的情况会好转，那么你可以肯定地告诉他抑郁症并非绝症，而是完全可以治愈的疾病。

如果这种激励依然达不到预期效果怎么办？答案可能会非常令人沮丧。如果你的亲人不愿意接受帮助，那就不能强迫他——除非他是未成年人，或出现严重威胁他人或自身安全的情况，比如有自杀倾向。

许多家人都会因为这个"规则"而感到极度无力和愤怒："我怎能眼睁睁地看着至亲一步步坠入深渊却什么也做不了？"

第三关:家庭医生的准确诊断

一旦你的家人决定开始接受专业帮助(无论是否出于自愿),很快他将会在其家庭医生的诊疗室中面临下一个障碍。为了有效地开展抑郁症治疗,作为医疗保健把关人,家庭医生首先需要对患者的抑郁症进行确诊。遗憾的是家庭医生经常在这方面出错。即使是接受过抑郁症诊断培训或继续教育的家庭医生,其漏诊抑郁症的概率也达到约 50%。如果面对的是老年患者,家庭医生甚至会漏诊三分之二的抑郁症病例(licht,2008)。以下多个因素会导致这种现象。

第一,家庭医生接受的培训重点是诊断和治疗身体疾病。普通家庭医生在心理疾病的诊断和治疗上没什么经验,所以这也不能怪他。

第二,与大多数其他身体和心理疾病不同,抑郁症有成千上万种症状和数十种隐藏特征。因此即使是专业的心理学家或精神科医生有时也会误诊。

　　家庭医生为预约患者进行诊断的平均时长只有七到十分钟。对于诊断抑郁症所要求掌握的大量信息来说，这个时间实在是太短了——通常只够患者分享其故事的一小部分（Chantal van Oudenhove et al.，2007）。

　　家庭医生未能做出准确诊断的另一个重要原因是，患者很少主动提及抑郁症的核心症状。通常情况下他们去看医生，不会说："我最近感到很悲伤、沮丧，我对任何事情都没有兴趣。"而只会提及各种没来由的身体不适症状，如睡眠障碍、疲劳、胃疼、食欲不振、腰疼，等等。加之医生高度重视——更准确地说，必须重视对身体疾病的诊断，并且在多数情况下也确实发现患者的身体有些问题（特别是那些已步入中年的患者），所以抑郁症经常会被忽略也就不足为奇了。在发现患者的身体问题后，医生通常会停止进一步的诊断。许多医生会将这些身体不适归因于已知的生理疾病，也会在患者所叙述的自己最近经历的重大事件或难题中找原因（"如果我的婚姻遇到了阻碍，我也会很难受"）——但他们倾向于认为这些身体不适是患者遭遇挫折所导致的正常反应。

如果你怀疑家人患有抑郁症,而且他也因为身体不适去看医生了,你可以通过以下方式帮助医生做出准确的诊断:与你的家人一起在纸上写下他所有的不适症状以及你所观察到的异常症状。我每次去看医生,都会这么做。经验告诉我,如果我不选择这种方式,就会因紧张、时间限制以及医生的提问(这些问题往往会分散我对自身身体症状的注意力)而与医生沟通不充分。通过将自己想说的所有内容以关键词的形式写在纸上,可以防止这种情况发生。

一旦被医生确诊出抑郁症,患者可能反而会如释重负。正如马丁·范布伦所描述的:

> 让我感到欣慰的是,令我备受折磨的这种模糊痛苦是有名字的,这个名字是诸多症状的统称,我可以据此判断这些症状是否适用于我的情况,最重要的是:这种复杂情绪被视为一种真实存在的疾病。

（Maarten van Buuren，2008）

这位患者所描述的轻松感在医学上也被称为"侏儒怪效应"[①]：明确知道自己出了什么问题总比发现自己得了什么不知名的病要好。

第四关：接受适当治疗

抑郁症一旦确诊，新的障碍又会立刻出现。医生接下来的任务就是确保患者能够得到适当的治疗。

专业的医生会遵循前文提到的各种"指南"为患者进行治疗。他可以选择使用专家团队（此处指荷兰家庭医生协会）制订的指南，也可以选择《抑郁症多学科指南》（顾名思义，这是一本适用于多个学科医生的指南，当然也包括我在上一小节频繁提到的家庭医

---

① "侏儒怪效应"（Repelsteeltje-effect）：源自格林童话《侏儒怪》（Rumpelstiltskin）中的隐喻，指通过命名未知事物来消解其威胁性的心理现象。——编者注

生）。医生选择哪个指南并没有太大区别：考虑到家庭医生所扮演的角色，两本指南具有高度一致性。

如果患者第一次患抑郁症，医生最初通常会采取观望态度，他对待大多数生理疾病患者也是如此。指南也建议医生这样做。

　　建议患者在首次或轻度抑郁症发作后的前几个月内不要立即开始治疗。该建议适用于抗抑郁药物治疗和心理治疗。在这种情况下，工作组建议为患者提供有关抑郁症的教育指导，并对其进行定期监测。

（CBO & Trimbos，2005）

不立即为患者进行治疗，并不意味着医生完全放任不管。他应该为患者提供有关抑郁症的教育指导，并定期随访，一开始的频率通常是每两周一次，之后间隔时间可稍长一些。具体随访频率取决于患者的痛苦程度、实际需求、及时求助的能力以及情绪异常的程度。

在前面的章节中，我已明确表示赞成医生鼓励患者进行阅读疗法。因为通过这种方式，患者仍然能够完全掌控自己的生活；而且即使抑郁症未能自行缓解，也不至于因等待而浪费宝贵的时间。当然，阅读疗法并不适合每一个人。因为有些人缺乏自律性，有些人不喜欢阅读，有些人反感在没有指导或支持的情况下完成相关任务。

在这种情况下，医生本人就不得不投入更多的时间和精力为患者提供支持和指导。《抑郁症多学科指南》指出了家庭医生在实践中可优先采取的具体措施：

在为患者提供咨询指导时，医生需要关注其可能与抑郁症相关的情绪，例如失望、悲伤、挫败感或愤怒。可以在诊疗访谈结束后，进一步与患者探讨引发抑郁症或阻碍康复的因素。然而，长期寻找导致抑郁症的潜在原因并没有什么意义。

此外, 医生应与患者协商, 为其设定一个或多个具体且切实可行的日常目标, 并鼓励患者继续做仍然能给他带来乐趣的事情。在后续的沟通中, 医生需对患者病情的发展、在家中和工作中的表现进行评估, 并确认患者的目标达成情况。一旦目标顺利达成, 支持性评论或赞美必不可少, 然后就可以为其设定新的目标。

应重点关注当下发生的事。规律的作息安排、充足的锻炼、避免过量饮酒、适当的社交将有助于患者康复。如果可能的话, 应继续以某种形式坚持工作, 并继续保持个人爱好。

(CBO & Trimbos, 2005)

由此可以认为, 指南给出的指导建议本质上是一种专业治疗方案①, 其所需的时间和专业能力远非家

---

① 在上一章中我提到, 家庭医生最终没有共同签署该指南, 因为抗抑郁药物被认为在治疗中发挥了太大的作用。其实还有第二个原因——家庭医生对指南故意不提 "治疗" 而称 "指导" 这一行为感到非常愤怒, 认为这实质上是对其专业价值的严重贬损。

庭医生所能及。而且，此处所描述的"指导"不仅需要大量的心理学知识储备，还需要极强的沟通技巧。目前尚无研究明确表明家庭医生能在抑郁症治疗中为患者提供多大程度的指导，亦未证实他们是否有足够的指导抑郁症患者的能力。

尽管如此，家庭医生自身也意识到他们不太精通抑郁症的指导和治疗内容，也没有足够的时间来做这件事。最近，荷兰许多地方的家庭医生开始以责任人身份与专业精神科护士密切合作，对抑郁症患者展开短期治疗。这种组合通常能够为患者提供专业指导。

如果你的家人在看过医生之后告诉你，医生说他得了抑郁症，并告诉他有一半的患者会自行痊愈，因此他选择暂时不接受治疗，那么你最好再多问他几句。比如，医生是否提供了与抑郁症相关的教育指导？具体内容是什么？医生是否明确表示会随时关注患者的动态？如果会的话，如何关注、多久一次？他是否给出了一些具体建议？他是否与患者一起确立了一个近期可以达成的目标？如果所有是非问题的答案都是肯定的,你可以判定医生"做得很好"。

如果患者得到的指示是"在观察期仅需被动等待",建议你与家人商量,看他是否愿意在未来一段时间内不依靠医生而开展自我康复计划。其中包括(通过书籍或互联网)了解抑郁症、通过阅读疗法进行自我疗愈,以及报名参加在线治疗抑郁症的课程。重要的是不要让时间在无所事事中流走。

如果你的抑郁症家人在三个月后仍未出现康复迹象或没有完全康复,医生很有可能会建议他接受药物治疗。尽管家庭医生协会已经制订了专业指南原则,希望通过这种方式遏制过度用药,并建议在治疗轻度和中度抑郁症时优先选择谈话或加强运动的方式(而非药物治疗);但数据显示,荷兰的家庭医生每年开出的抗抑郁药物处方约占全国总数的80%,这是一个非常庞大的数字——因为除了针对慢性病患者,荷兰每年开出的抗抑郁药物处方不少于三十万张。

因此,最好让你的家人做好医生可能会向他推荐抗抑郁药物的准备。他愿意服药吗? 如果愿意的话,他是否需要家庭医生或精神科医生的指导？如果不愿意服药，他想要什么样的替代方案——心理疗法还是运动疗法？

如果你的家人不愿服用抗抑郁药物而倾向于接受心理治疗，你们最好提前讨论此事并考虑医生可能提出的问题和建议。你的家人需要回答的最重要的问题是："你有自己偏好的机构或医生吗？"如果他不知道答案，医生通常会主动给出建议。医生自己的偏好主要取决于他之前转诊推荐的经验。如果他在该地区的社会服务工作经验丰富，与精神专科医生合作密切，或是在地区精神健康研究院工作过，那么他更有可能参考既往的转诊经验。与此同时，医生还会考虑患者病症的性质和严重程度。例如，如果在家庭医生看来，患者的抑郁症主要与社会心理问题有关，那么社会服务工作机构往往是首选；而对于严重抑郁症患者或抑郁症再次发作的患者，医生更倾向于建议其转至精神健康研究院接受治疗。

抑郁症患者应该如何选择——遵从医生的建议还

是自行提出治疗方案？我推荐第二种做法。为了最大程度增加康复机会并尽量减少希望落空的风险，最好转诊至采用经科学证明有效的治疗方法的医生或机构。

上一章中，我已向大家介绍了不同类型的治疗方法。那么如何找出最适合自己的方法？最好的做法是联系你身边的心理学家，向他们咨询他们常用的方法。大多数心理学家都有自己的网站，有时可以在网上了解他们的使用偏好。举两个例子：

我们在实践中主要采用认知行为疗法。这是一种循证医学疗法。

所有工作人员都要定期参加各种培训活动。

（www.psypraktijkoptveld.nl）

我主要采用焦点解决短期疗法。例如，你可能会因焦虑而无法学习。抑郁的情绪使工作变得更加困难。或是感觉你的家庭对你要求太高。我

们可以一起寻找让生活、工作或学习回归正常的
方法。 （www.overtherapie.nl）

遗憾的是，并非所有网站上的信息都这么清晰，尤
其是与多个治疗师都有合作的网站。我再举一个
例子：

治疗师在工作中会采取不同的治疗方法。治
疗形式取决于患者病症的性质、治疗的目的和治疗
师的工作方法。

（www.psycholoogpraktijkveldhoven.nl）

你也可以从你和家人所在的城市或地区的精神健
康研究院了解更多信息。查阅他们的网站并通过电话
向他们咨询。大多数网站上都会有大量信息，这些信
息通常也有纸质版。

简而言之，这就像买车一样。就像你要找出本地
有哪些经销商在销售你心仪的汽车一样，你需要仔细

询问和比较不同的治疗师或机构提供的治疗方案。

电话咨询时,请不要为从业者的推销说辞所迷惑。诸如"我对这种治疗方法很有经验"之类毫无意义的陈述并不可信,因为每一位治疗师都会说这样的话。但这不代表治疗师一定在说谎。因为他自己可能完全相信自己的说辞,原因很简单——很多抑郁症最终都能自行痊愈。尽管如此,治疗师总是倾向于将患者的康复归因于他的治疗。

提前了解这些可能会花费你一些时间;没错,因为这远比寻找一位合适的汽车经销商更复杂。你会惊讶于最后被你淘汰掉的从业者或机构的数量——仅仅因为他们使用的治疗方法的有效性尚未得到相关研究的证实。阿姆斯特丹临床心理学教授皮姆·库佩斯对诸多治疗方法的有效性进行了大量研究,据他估计,在接受治疗的患者中,最多只有20%的治疗效果得到了科学验证(Vermeulen, 2008)。事实上,这个数字低得惊人,因为这意味着五分之四的患者都可能接受的是无效治疗。

心理学家和精神科医生有什么区别?

精神科医生在完成医学专业学习后,开始专攻精神病理学,将花费四年半的时间,专门对患有严重心理问题的人进行研究。在学习期间,精神科医生会接受心理和身体诊断方面的培训,因此可以判断患者的抑郁症是否出于身体原因。通常情况下精神科医生能够掌握不同的治疗方法,同时因为他已具备医师资格,所以也可以开具处方。

心理学家主要研习心理学,之后会接受治疗培训。最为著名的两门治疗培训课程是:初级心理学家培训课程,在接受这种培训后能够为患者提供短期治疗;健康心理学家培训课程,这是一门为期两年的研究生培训课程,其培训重点是病情诊断以及短期或长期的心理治疗。

心理学家中的专家是临床心理学家,他们接受为期三年的健康心理学专项培训,这种培训旨在培养其诊断和治疗严重、复杂的精神病理学问题的能力。临床心理学家通常掌握多种治疗方法。

健康心理学家和临床心理学家与精神科医生一样，都是获得国家认证的职称，专业能力是有保障的（但也有例外）。另一个优点是医保的报销范围通常包含具有国家认证资格的专业人员提供的治疗服务。

第五关：找到合适的医生

现在你的抑郁症家人已被转诊到他选择的机构，但治疗过程中仍然可能面临一些问题。

如果他转诊到了一个有多个执业医师的机构或诊所，通常只能被动等待分配治疗师。又比如，假设他转诊到了精神健康研究院——因为他偶然了解到这个机构使用了他偏好的疗法，但可能并不能确保他们一定会采用这种治疗方法。这是为什么呢？因为精神健康研究院的工作人员包括心理学家、精神科医生、社会工作者和护士——到目前为止护士数量占比最大（包括门诊）。因此，患者的治疗很有可能由（精神科）护士来主导。

尽管近年来人们已关注到抑郁症的循证治疗——有效性已得到充分证明的治疗方法，并对此进行了大量的培训推广，但大多数从业者仍然没有充分掌握这些方法。即使他们有机会接受两到三天的进修和额外培训课程，也往往不足以弥补其专业技能的不足。当然，不同精神健康研究机构之间存在很大差异，有些机构管理规范、资源充足，有些机构仍有待进一步完善。

出于上述原因，你的家人最好在入院时向心理学家或精神科医生明确表示，他希望由掌握自己偏好的治疗方法的医生为其治疗。（通常只有在接收患者入院后，机构才会决定由谁来负责治疗。除了患者病症的性质和严重程度，该决策还取决于治疗团队中工作人员的能力或其就诊排班情况。）即使你的家人被转诊到社会福利机构、初级保健诊所或是几位心理学家合开的机构，他也应明确表态，让医生知道他想要什么。

但就算你的家人最终找到了掌握行之有效治疗方

法的护理人员，事情仍然没有结束，还有最后一个障碍等待着他——他必须判断所选择的护理人员是否真的适合自己。与修理汽车不同，心理治疗的效果不仅取决于治疗方法，还取决于治疗师与患者的适配度。研究表明，治疗师比治疗形式更重要。医学领域有一句老话：真正能够治病的不是药，而是医生。相比身体疾病，这句话更适用于抑郁症这类心理疾病。治疗能否成功的关键在于患者和治疗师之间是否"一拍即合"。如果你的家人在一到两次谈话后发现他对治疗师缺乏信任，那么治疗很大可能会收不到成效；相反，如果他对与医生的第一次谈话感觉良好，那么后续的治疗很可能将顺利推进并收到令人满意的效果。

需要特别注意的是，你的抑郁症家人在与治疗师谈话后能否产生一种对方可以帮助自己的希望，这是判断两者是否合拍的关键指标。针对这种情况，患者能否解释原因，或者"仅仅"是靠直觉，都不重要。

美国精神病学家兼作家戈登·利文斯顿（Gordon Livingston）对优秀的治疗师进行过如下的准确描述：

　　治疗师让你感觉他可以帮助你，这一点很重要。适合你的治疗师会给你希望，从而让你的病情在其指导下逐步好转。一个好的治疗师是告解神父和人生导师的结合体。并不存在适合所有求助者的完美治疗师。每个人都有不同的个人需求，所以可能与不同治疗师的"适配度"有高有低。治疗师还会将他自己的生活经历、个人偏好和对病情变化的理解带入治疗过程中。强行在治疗师与患者之间建立联结，常常徒劳无功，有时甚至会带来伤害。同所有其他人际关系一样，很难描述并预测医患关系中真正能够发挥作用的因素是什么。

　　当然，优秀的治疗师总有一些共同的特质：耐心、同理心、共情能力以及不加评判地进行倾听的能力。不同于父母面对不同子女可以因材施教，治疗师往往只在面对特定的某类患者时，能取得更好的治疗效果。这是我们不愿意承认的一点，治疗师常常更善于帮助那些和他们有共同点的人。(……)认为一位好的治疗师可以为任何人提供有效治疗,这种看法还是过于武断了。

((Gordon Livingston),2006)

英国心理学家拉扎勒斯(Lazarus)列了一份清单,可以帮助评估患者与治疗师之间的适配度。如果你的家人在治疗期间有疑问,这份清单可能有助于其做出进一步判断。该清单共包含十二个问题,每个问题都必须按五分制进行评分。以下是清单的具体内容及评分说明:

1　我在治疗师面前感觉很自在。

　　1　2　3　4　5

2　治疗师面对我时很轻松自然。

　　1　2　3　4　5

3　治疗师头脑灵活,愿意接受新想法。

　　1　2　3　4　5

4 治疗师性格很开朗。

　　1 2 3 4 5

5 治疗师总是直接回答我的问题,而不会反问我的看法。

　　1 2 3 4 5

6 治疗师能清晰表达自己的想法,我能轻松理解他的意思。

　　1 2 3 4 5

7 治疗师的建议对我有实际帮助。

　　1 2 3 4 5

8 治疗师鼓励我表达不同意见,并不视之为对抗的表现。

　　1 2 3 4 5

9 治疗师愿意接触对我来说很重要的人。

　　1 2 3 4 5

10 治疗师不会频繁看时间,必要时会延长会谈时间且不额外收费。

　　1 2 3 4 5

11 如果我提前两天或更早取消预约, 就不用支付费用。

　　1　2　3　4　5

12 总的来说, 接受治疗后让我自我感觉更好, 也更加欣赏自己。

　　1　2　3　4　5

（Jan Verhulst, 2001）

评分说明:你可以以 1、2、3、4、5 来回答每个问题。1 代表"从不或根本不", 2 代表"很少", 3 代表"有时", 4 代表"大多数时候", 5 代表"总是如此"。然后再将所有评分相加。

拉扎勒斯表示, 如果你的家人对治疗师的综合评分只有 24 分或更低, 他最好马上换一位治疗师。如果评分在 24 和 35 之间, 你的家人有理由怀疑他的治疗师是否适合自己。这时最好的方式是与治疗师一起讨论他的疑虑。只要他仔细观察治疗师的反应, 就会明白是怎么回事了。

优秀的治疗师愿意探索各种选择方案，找出对你的家人最有效的治疗方法；他会认真对待患者的疑虑并在治疗时尊重他的意愿。如果你的家人想换一位治疗师，治疗师通常也会支持他的决定。请告诉你的家人，永远都不必因为治疗师是医生的推荐而觉得自己有义务一直接受他的治疗，也不用仅仅因为治疗师很友好就接受他。因为除了性格好，治疗师还应该向你的家人展现其专业能力。

当然，这并不意味着治疗过程中永远都不允许发生摩擦。事实上摩擦有时甚至可能会对治疗有帮助。只要你的家人觉得这些冲突或分歧能够给他带来帮助，就没有必要停止治疗。

以下是一些其他的"生存小贴士"，你可以在家人开始接受治疗之前与他对此进行交流：

· 愿意接受治疗需要很大的勇气。请为此称赞你的家人。若他对治疗心存恐惧，可以建议他在治疗开始前与治疗师坦诚讨论这种恐惧。这样做往往能显著缓解心理压力。

·提醒你的家人,要做好在治疗刚开始时可能会感觉更糟的准备。许多治疗师也会告诉他这一点,但由于紧张或压力,他可能无法记住治疗师的每一句话。

·如果你的家人根本不认可治疗师的观点和解释,一定要说出来。如果治疗师能够接受你的家人的反应,那就没问题。

·一些治疗师可能会试图与患者讨论困扰前者自身的一些问题。心理学术语称这种现象为"投射"。这种情况下治疗师自己可能需要接受治疗……如果你的家人表明他已经不认识治疗师口中描述或解释中的自己了,这可能是一个投射信号。

·治疗师也可能会向你的家人提供一些后者认为毫无意义的建议。这让我想起了我的第一位患者,她在就诊时告诉我她对她的前治疗师很失望,因为他建议患者通过离婚来解决她的人际关系问题。这位治疗师说："我就是这么做的，而且效果很好。"仅仅"因为治疗师曾受益于此"或"因为治疗师如此建议"就做出人生重大决策，这通常是达不到预期效果的。一个好的治疗师会避免就患者的人生选择给出任何建议。（这个例子已经清楚地表明，从业者的越界干预是千万要不得的。）

· 每一次的治疗都是痛苦的。在接受治疗时，你的家人必须要解释他为什么需要帮助，这对他来说一定很痛苦。在治疗期间，患者会不时出现（消极或积极的）强烈情绪。一个优秀的治疗师知道如何以一种巧妙且可以让患者愉快接受的方式处理这种状况（Verhulst，2001）。遇到痛苦就停止治疗，并不是一个好办法，因为痛苦往往伴随着成长。

· 提醒你的家人尤其要关注治疗师在治疗时是否有技巧、有条理，以及他是否能够解决你的家人目前正努力克服的痛苦和问题。通过谈论家人

过去的故事并追溯其生活经历，可以帮助治疗师
更好地了解病情，但这绝不应该成为整个治疗过
程的核心内容。

对于最后一点，我想补充解释一下：治疗应着眼于
当下和未来——你的家人确实生病了，但他仍然能够
回归正常生活，也没有必要再进一步自我提升。因此，
专业的治疗师并不是那种传统精神科医生，让病人坐
在诊疗椅上尽情倾诉，最终试图改造这个人。治疗师
是一个在工作中需要完成具体任务的人。用现代术语
来讲：治疗师从某种意义上来说更类似于教练。（在
此，要特别提醒你的家人提防那些自称教练或咨询师
的治疗师。他们通常只接受了非全日制职业教育，不
具备进行心理治疗所需的心理诊断技能——这种技能
需要接受多年的全日制大学本科教育和研究生培训才
能获得。这类所谓"教练"通常比有资质的心理学家
收费更低，也更容易预约。他们会刻意回避"心理治
疗"这种术语，实则因为他们根本没有掌握任何循证

疗法——但在职业健康服务机构任职的教练除外。）

一个好的治疗师通常会与你的家人一起制订一个具体的、可分阶段执行的康复计划，并在每一次面诊时进行详细复盘。这样他们就可以每周一起跟进康复进展。如果你的家人选择了一位掌握已认证有效疗法的治疗师，那就不必过度纠结自己的过去、漫不经心地谈论自己的情绪或解释自己得抑郁症的原因——上述这些行为对你的家人毫无用处，因为它们无法为其指明未来的方向。

优秀的治疗师也会尽力缩短治疗周期。抑郁症与所有其他精神疾病一样，使患者自由生活和选择的能力受到限制。而治疗的重心便是让患者重新获得这种自由。长时间的治疗会使患者产生依赖性，并进一步限制其自由。因为治疗的目的是让患者重获自由，所以优秀的治疗师会尽可能让你的家人自己做选择，尤其是在治疗目标和干预措施方面。谦逊是优秀治疗师的必备品质。

面对男性治疗师和女性治疗师，你的家人应该如何选择？研究表明，女性更善于换位思考，共情能力更强，因此也更适合做一个优秀的倾听者。这种特质很重要，因为大量研究表明它可以加快患者的恢复进程。（对此的解释是，压力会对免疫系统产生负面影响，而被倾听能够促进免疫系统正常发挥功能。）尽管许多男性治疗师也很有同理心，但女性普遍更适合从事这一行业，当患者面对女性治疗师时，双方更容易产生共鸣。如果患者是男性，与女性治疗师投缘的概率要高得多：当一个男性必须坦露自己的心声，相比面对女性，他会觉得面对男性更尴尬、更不自在——尤其两个人年龄相仿或者治疗师更年轻，则更是如此。以猴子为实验对象的研究表明，压力是相互的：雄性猴子在安慰同性时，双方都会承受较高的压力；而异性之间互相安慰时，双方承受的压力水平要低得多。

无论如何，如果你的家人已找到了治疗师并接受了两三次治疗，你应该问问他对治疗师和治疗效果是否有信心。如果没有信心，则要建议他寻找其他治疗师。如果是在机构接受治疗，在与治疗师沟通不畅的情况下,你的家人有权要求更换其他治疗师。通常情况下,很多治疗师都在(同一栋大楼内)一起工作,因此换一位治疗师也没什么问题。如果你的家人不愿意公开表示他对治疗师信心不足,也可以告诉他的家庭医生并一同寻找解决方案。无论如何都要鼓励你的家人把自己的感受放在第一位,不要被他人对自己的评价左右。如果治疗效果不佳还继续坚持,反而会使患者陷入更为糟糕的境地。

荷兰女演员卡里斯·范·侯登(Carice van Houten)也曾因心理问题接受过治疗,她恰当地总结了心理治疗的益处和风险:

> 我当然相信它能带来一些好的影响。但必须要靠一些运气。你必须要遇到对的人。如果治疗顺利的话,你就会对自己的行为有所感知。我不知道这是否适用于所有人,因为治疗有时也会给你带来困惑。

> (Zagt,2009)

希望这段文字不会让你对鼓励或帮助你的家人寻求专业治疗失去信心。这并不是我给出这些建议的初衷。我这么说是想告诉大家一个适用于任何职业——包括心理治疗师的铁律: 顶级治疗师通常占 10%, 正常水平的占 80%, 水平很差的占 10%。这么说你就能明白——必须避开最后这一群体。还有一种情况需要特别注意, 且直接影响到医患关系: 治疗师水平较高甚至是顶尖级别, 但他无法与你的家人适配。

因此, 相比寻找其他行业的合适人选, 抑郁症患者找不到合适治疗师的概率可能会高出 10%。可见抑郁症治疗经常提前终止也并非毫无缘由。

如果条件允许, 建议你的家人先与两到三名治疗师进行初步交谈, 在进行对比分析后再做出选择。

三种低门槛治疗方式

以下是一位四十二岁女性关于心理治疗及其替代

方案的反馈:

> 与治疗师面对面交谈令人难以忍受。你有四十五分钟的时间。手表就放在你们中间。时间一到就必须付款。有时还会收到一张医疗保险基金的票据。(……)
>
> 书面交流会更轻松,因为你可以字斟句酌,可以在安静的书房里将每个句子都重复修改二十遍,把想要表达的话语在笔尖的沙沙声、低语、闲聊或是呢喃声中释放出来。文字可以使过往的经历变得更为清晰,甚至可以让你从这种体验中获得一种强烈的感受。

(Kristien Hemmerechts,1998)

网络诊疗

也许你的抑郁症家人和这位女士一样,不愿意接受面对面的治疗,但同时又觉得无法凭一己之力摆脱抑郁情绪。那么你不妨建议他考虑接受网络诊疗,尤其是如果他觉得书面表达更适合自己的话。

　　所谓网络诊疗,是指患者通过互联网、电子邮件与治疗师建立和保持联系,从而接受诊断和治疗。主要内容是患者在治疗师的科学指导下,完成认知行为治疗任务。网络诊疗的优点是你的家人可以自主选择合适的时间完成任务,这样他就有更多的时间来思考自己的答案,而且过程中都是以匿名形式进行(不必再担心在治疗师的候诊室里遇到熟人),也不用等待,且治疗速度更快,因为通常每周可以进行两次治疗(而不是常规的每一到两周一次)。

　　你和家人也大可不必担心其治疗效果,因为已有研究表明:网络诊疗的效果毫不逊色于常规面诊和治疗。

　　你可能会质疑这种治疗方式是否有些不切实际。我可以告诉你我的答案。在 20 世纪与 21 世纪之交,我曾花了四年时间开发适用于老年抑郁症患者的网络诊疗项目。当时我的许多同事听说这件事后都持怀疑态度。主要原因是,他们认为抑郁症治疗要想获得成功,必须确保患者和治疗师之间能够维持良好的信任关系，如果二者都不见面，是不可能建立这种关系的。

当项目完成并由第一批自愿报名参加的 15 位患者进行试用后，我惊讶地发现我和患者之间非常顺利地建立起了信任的纽带。这种纽带甚至比我在职业生涯早期与接受面诊的病人建立的还要牢固。原因是，与我在常规治疗中常遇到的情况不同，大多数接受网络诊疗的患者都非常忠实、认真地完成任务，很少有人提前放弃；而且就算有患者在最后一刻取消预约或迟到，我也不会像以往那样感到恼火了。我经常会为患者快速完成任务而感到欣慰，并迫切期待着通过互联网收到每一条来自患者的信息。当治疗顺利结束后，我既感到骄傲，又有些怅然若失——因为患者已经不再需要我了，他自己也能继续完成训练了。

我特别喜欢网络诊疗的一点是，在做出回应之前我总是可以先思考一两天，必要的话我还可以查阅文献或向同行请教。不用赶时间，我可以为患者提供更用心的指导。

为什么我要重拾这段记忆并如此详细地描述它？因为我开发的这个项目可以看作现代网络诊疗方式的

原型模板,其疗效后来也得到了各种研究的证实。所以,网络诊疗并不是一种冷冰冰的、毫无人情味的治疗方式。至少可以说,在网络诊疗中,医患之间完全能够建立真实信任,一点不输面对面的治疗。

国内抑郁症网络诊疗平台推荐:

1.公立医院互联网诊疗平台

　　北京安定医院网络门诊(需通过"京医通"公众号预约)

　　上海市精神卫生中心互联网医院(支持在线复诊与处方流转)

2.第三方平台

　　好心情互联网医院(国家卫健委首批互联网医院牌照)

　　昭阳医生(与全国500+精神专科医院合作)

3.科研机构数字疗法项目

　　心晴指引(中科院心理所)

　　心浪潮 psyByond 心理服务平台(北京大学第六医院)

在线课程学习

在线课程学习比网络诊疗更方便，患者完全可以独立完成。一些心理专业平台会提供各种在线课程，内容包括文字讲解、语音指导，还有真实学员参与录制的短视频、动画和练习任务等。课程目的主要是教大家如何放松身心、减少焦虑和培养积极思维，其理论框架通常源自认知行为疗法。目前荷兰最受欢迎的在线健康项目是"点亮生活"（kleurjeleven.nl），它包含 8 节正课和一节 12 周后的复习课。现在荷兰的很多家庭医生都会向抑郁症患者推荐这个项目，并安排心理健康助理来指导患者进行学习。研究证明，如果有人定期提供支持，自助课程的效果会明显提升。毕竟大多数人中途容易放弃，偶尔需要有人帮忙打气，才能坚持完成整个课程学习。

> **国内在线心理课程推荐:**
>
> 1.新手友好型
>
>   壹心理"21 天认知升级计划"
>
>   好心情"CBT 训练营"
>
>   keep"为爱续航"心理能量课程
>
> 2.系统学习型
>
>   中科院心理所"正念减压 MBCT 在线课程"
>
>   昭阳医生"焦虑自救指南"
>
> 3.特殊人群专属
>
>   青少年守护:知我心理"青春期情绪课"

心理康复互动应用

当前,心理学家正面临着大量来自数字辅助应用程序的挑战,越来越多的手机应用可以有效帮助抑郁症患者按照计划进行治疗。患者可以在应用程序中记录自己可能会遇到困难的情境,并设置在患者陷入困境时收到提醒。如果患者的手机通过内置传感器记录到他在上午 9 点还未起床，或者在中午 12 点还未进行每日晨间散步，应用程序就会询问患者发生了什么事并提醒他遵循既定日程计划。

但大众对游戏应用可能有更多的期待，尤其是玩《模拟人生》这样的游戏长大的年轻人。新西兰奥克兰大学（University of Auckland）的研究人员为患有轻度至中度抑郁症的年轻人开发了一款电脑游戏 SPARX，患者可以通过虚拟角色扮演，学习处理日常生活中出现的情况，从而获得通常在与治疗师面对面交流中才能学到的技能。这款游戏以认知行为疗法原理为基础，它可以帮助患者在四到六周内获得更好地应对压力和负面情绪的技能。该大学发表在权威杂志《英国医学》（*British Medical*）上的一项研究表明，该款游戏与心理治疗师的常规治疗一样有效。

关于抑郁症的自助图书推荐：

1.患者自救指南

《正念禅修：在喧嚣的世界中获取安宁》，(美)马克·威廉姆斯／(美)丹尼?彭曼，刘海青译，九州出版社，2013年。

《伯恩斯新情绪疗法》，(美)戴维·伯恩斯著，李亚萍译，天津科学技术出版社，2020年。

《书写自愈力》，周丽媛著，人民邮电出版社，2022年。

2.家属必读

《非暴力沟通》，(美)马歇尔·卢森堡著，阮胤华译，华夏出版社，2009年。

《我有一只叫抑郁症的黑狗》，(澳)马修·约翰斯通、(澳)安斯利·约翰斯通，康太一译，广西科学技术出版社，2017年。

Part 5　你的感受也很重要

　　当你的家人患上抑郁症时,你也会因此而饱受折磨。因为你的家人已经不再是原来的他了。你可能会产生一种看到的只是他的影子的错觉,他不再是从前那个有血有肉的人了。你的生活会发生变化,因为患者的症状也会对你产生影响。例如,你的家人可能会很少主动做一些事或应对能力有所下降,这可能意味着他对你的依赖会增多。此外,包括抑郁症在内的所有疾病患者都会以各种形式大声呼吁:"帮帮我!"或者(还一种可能的情况是):"别管我!"没错,甚至两者同时出现都有可能:"帮帮我,但别管我!"

　　简而言之,抑郁症不仅会使受害者本人受到各种困扰,而且周围的人也会因此受其影响。具体会带来什么样的感受,则因人而异。

在本章中你将了解到哪些感受会经常出现。有些感受可能你已有所体会,我希望在读完本章后你会说:"谢天谢地,并不是只有我有这种感受。"

焦虑与自我怀疑

如果你的家人患上抑郁症,你不会立刻就有所察觉。这是因为抑郁症不会以中风或心脏病那样突发的形式出现,而是像夜间的小偷一样——缓慢而又隐蔽。你可能在很长一段时间里都不会发现什么,但突然间感觉到危险就在自己身边。在这一缓慢的过程中,你的感官会意识到有事发生。一开始你会隐隐感到不舒服,这种感觉就像是有泥炭在地表下闷烧。有时你会看到有火焰冒出,这时问题已开始渐渐浮出表面。为什么他现在这么容易受刺激?为什么他最近经常消失而且经常走神?他现在好像越来越不爱笑,也很难再享受生活中的点滴了,这正常吗?他最近看起来情绪特别紧绷？他看起来越来越苍白了，并且经常抱怨工作很累，这是什么原因？为什么他的胃口突然变差了？他在工作中是否遇到了一些我不知道的事情？

你感到很担心，但又不知道自己该如何应对这一局面。你宁愿回避这些问题并将其掩盖起来。在这个阶段，你经常会为自己的畏首畏尾找一些合理的解释和理由。"每个人都或多或少经历过一些困难时期。""也许他现在正处于工作的调整阶段。他自己没有意识到这一点，但我认为这并不会给他造成太大困扰。""他最近刚过五十岁生日，可能正面临中年危机。""她的孩子刚离开家独自生活，她正受到空巢综合征的困扰。"

有时候，当你感到不安或是注意到家人的异常行为时，可能并不会从对方身上或者他的境况中（比如工作、年龄、暂时的压力）寻找解释，而是从你自己身上找原因："他对我好像不感兴趣了，是我做错了什么吗？""我是不是对他关注太少，或者是我最近太忙了？""他还爱我吗？"你可能会因此产生自我怀疑，因为一般情况下你的家人仍然可以与他人正常相处,例如当他打电话给别人、有访客或他外出找别人时。他和别人相处时就可以摘下抑郁的面具,突然又能够正常地交流了。(你可能还不知道,抑郁症患者往往能够长期对外界保持一种假象,表现得要比内心真实的状态好得多。年轻的医生雅普·贝伦德·巴克[Jaap Berend Bakker]就是一个很有代表性的例子,他从 16 岁起就患有严重的、有自杀倾向的抑郁症。他在自传《力量测试·抑郁症年鉴》[*Power Measurement Chronologie van een depressie*,1995]一书中写道,他在抑郁症发作五年后才向父亲敞开心扉。他承认,尽管他后来成为一名精神病学家和一家精神病医院的院长,但在那段时间里他并没有意识到自己有任何问题。)即便如此,你可能也会尝试用以下这种回答来安慰自己:"应该是我想多了,还是适可而止吧,我们还是要继续向前看。"或者:"我听朋友说他们也经历过这样的时期,之后一切就又好起来了。"

可以说,女性比男性更容易产生这种自我怀疑。

绝望

当你意识到发生了什么或是听到家庭医生或其他专家的诊断时,你可能会产生复杂的双重感受。一方面,你感到如释重负,因为你终于知道发生了什么,就像你患有抑郁症的家人一样,你将不得不应对"侏儒怪效应"。另一方面,你可能也会经历心灰意冷的时刻——一切还会好起来吗?作家安妮·M. G. 施密特(Annie M. G. Schmidt)在她丈夫患上抑郁症时就产生过这样的疑问:

> 你拼命想要维系那份亲密,就像从前一样,依然作为对方最坚实的依靠而存在。你希望可以继续与他无话不谈。看到他陷入抑郁情绪、对一切都提不起兴趣,你总想把他从深渊里拽出来,并尝试努力托举着他。你绞尽脑汁想着各种建议:"来吧,我们来拍一张漂亮的照片。""要不,我读

首诗给你听?""或者,我们去公园走走,去看看樱花开了没有?"他却突然暴怒:"见鬼的樱花!""啊哈!万物生长,都是假象……"他再也不会像从前那样欣然配合你了。

（Annejet van der Zijl,2002）

当你的伴侣患抑郁症时,你们之间关系的平衡会被打破,绝望感会油然而生。此时你不得不付出更多,索取更少,得到的回报也会越来越少。"我常常感觉他只关心自己。我怀念他从前的样子,他从前对别人、孩子和我都很关注。"如果患者是你的父母、岳父母或好朋友,你也会有同样的感受。

绝望催生的后遗症是——失去自信。你可能觉得浑身都不对劲,而且变得"疑神疑鬼"——每次感到疼痛,你就会认为你的身体出了问题("也许是我的心脏出问题了?""我会不会得了癌症?")。

悲伤

作为抑郁症患者的家人，你产生的所有情绪中，悲伤是最易被外人察觉到的。悲伤是心理上的一种痛苦，是对过去的哀悼。当你感到悲伤时，你其实是在怀念那些已经失去的东西。作为抑郁症患者的家人，你往往有太多理由怀念过去：抑郁症的入侵通常意味着你会失去生活中的某些东西，或者不得不做出妥协。比如彼此间的心照不宣、无忧无虑、共同分担责任、一起做决定，等等，都已成为过去时。

安妮·M. G. 施密特对此表示：

抑郁症就像一团乌云，不仅笼罩着患者，也压得身边人喘不过气来。它好像会传染。在过去的一段时间里，它甚至已经成为困住我的一副枷锁。是的，但它又是如此复杂……给我带来无尽的悲伤。你对他的依恋是那么深，爱是那么浓，你们之

间有那么多共同的回忆,现在却常常想要逃离,这
实在太煎熬了。

他将抑郁视为自己的财产,珍视它并让它不
断生长。他已经看不到任何光明,眼里的一切都
是黑暗的。最可怕的是这种猜疑和质问:"你要
去哪里?""和谁一起?""你昨天又去了哪里?"

我恨他,恨他那些刻薄的贬低和小心眼的猜
忌。但我也确信我对他的爱从未消失。我无数次
在心里呐喊:"我害怕失去你,就算遍体鳞伤,我
也不愿独自面对这世界。"

（Annejet van der Zijl,2002）

曾经的欢声笑语,渐渐被无休止的忧虑取代。因
为你的抑郁症家人可能会像牡蛎一样缩到壳里,让你
们之间无法再像从前那样畅快地交流——这种失去带
来的伤痛是无以复加的。

除此之外,你也可能因为抑郁症对家庭的和谐造
成的破坏而忧虑,还可能因为觉得你的家人不该遭遇

如此不公的命运而悲伤。

当悲伤来袭，你会沉湎于怀念过去，怀念"一切都还正常的时光"。如果这种悲伤是来自失去亲人，周围的人通常很容易感受到，也能给予理解和安慰；但如果是因为家人患有抑郁症，那么情况就不一样了。因为你必须为他提供支持，不得不加以掩饰，所以你的悲伤对于旁人来说是不可见的。这时，你常常需要独自承受这份悲伤，不可能再指望有人能理解你，甚至安慰你。

愤怒

有的人面对逆境和挫折的反应是悲伤，有的人则是愤怒，大多数人是两者兼而有之。悲伤和愤怒之间的界限有时相当模糊不清，有时这两种感觉会结伴或交替出现。"晚上，我独自一人躺在床上，一种愤怒的感觉袭上心头，过了一会儿我又感觉有泪水从我的脸颊滑过。"许多家人会问自己这样的问题："为什么这

件事会发生在他身上?""我该怎么办?""为什么是
我们?"

心理学家发现,我们70%的愤怒并不会被发泄到
它所应该针对的人身上。也许你也处于这种情况,会
向无关的人倾倒自己的愤怒。

比如发泄到家庭医生身上:怪他没有及时发现家
人患有抑郁症,没有立即开转诊单,没有开出合适的药
物,等等。你也可能将愤怒发泄在自己的其他家人身
上,希望通过这种方式得到家人更多的支持和理解:
"当我嫂子患乳腺癌时,我一直陪在她和哥哥身边,但
现在他们几乎和我没什么来往。"

在每一种亲密关系里,爱意和愤怒总是共存的。
只有当两个人对彼此完全漠不关心时,这两种最基本
的情感才会消失。因此,你会对你的抑郁症家人感到
愤怒是一件很自然的事——即使是在他患病前,你也
一定对他有过愤怒。然而现在愤怒的性质与以往不
同:过去你的怒火可能仅仅针对他的某种行为或某个
方面;现在你有时会对他"整个人"感到失望,因为他

已经发生了彻底的改变："我完全不认识他了。"一位伴侣曾如此坦言：

> 我只能眼睁睁地看着她缓缓地陷入抑郁症的漩涡中，无能为力。她对一切都漠不关心，看起来就像一具行尸走肉。更让我痛苦的是她完全拒绝交流——这比我们不再同房更让我煎熬。我不敢对她说一句重话，因为她总是一点就着。所有这些还尚能忍受，但我无法接受失去所爱的人，这对我来说太痛苦了。有时我真的觉得快撑不下去了，便会瘫坐在沙发上，任由自己泪流满面。我不知道这样的状态还要持续多久，但实在太难熬了，简直是度日如年。有一次，我因为她的无理取闹而大发雷霆，徒手把几个月前亲手钉好的木板墙拆了下来。当时我的双手一直在流血，心里却轻松了不少。

> （匿名者，2005）

也许你觉得愤怒并不符合你的性格，尤其是女性往往很难接受这种情绪。但愤怒其实是很正常的一种情绪——尤其是当你亲近的人或你自己遭遇命运的不公时。

每一种情绪的背后都隐藏着某种未说出口的需求或愿望。愤怒的隐藏含义是："这不是我想要的，必须有所改变！""我对现状非常不满，所以我要反抗！"因此，愤怒是为了寻求一种平衡，一种新的平衡。

负罪感

看到这三个字，你一定不会感到陌生。尤其是作为抑郁症患者的家人，你可能已多次体验过这种感受。当你得知诊断结果或是发现事情的真相时，你才意识到自己一直在错怪你所爱的人，这时你第一次产生这种负罪感或内疚感："原来他并不是故意冷漠，而是真的无能为力。"

之后，负罪感这只怪物便会时不时地露出头来。

比如当你发现自己对抑郁症家人失去耐心并大发脾气时："是我有些不讲道理了，他只是生病了，没办法控制自己。"

如果是你的孩子得了抑郁症，你可能会因为通过护理人员之口或孩子的日记，发现自己也是他患上抑郁症的根源之一，从而感到深深的自责。不久前，精神病学家、心理学家等专家还普遍认为，童年的创伤可能是抑郁症等精神疾病的根源。尽管我们现在了解到抑郁症的成因比较复杂，但许多治疗师仍然秉持这一观点。在写这本书时，我收到一位绝望的父亲发来的电子邮件，他的女儿告诉他说自己的抑郁症是他造成的。女儿对他说："在治疗期间，我发现在我小的时候你虐待过我。这些年来我显然一直将这段经历压在心底，但我的治疗师用回溯疗法帮我重拾了这段记忆，现在我终于知道为什么我的生活如此艰难了。我没有生你的气，只是希望你能有勇气坦白。"

除了因为觉得自己做错了事，你可能还会因为自己做得不够而感到内疚——讽刺的是，越是尽心照顾家人的人,越容易受这种情绪困扰。这与非正式护理中一个奇怪而残酷的悖论有关;那些对亲人关怀备至的人通常比漠不关心的人内疚感更强烈。前者会更频繁、更近距离地看到自己的家人所经受的痛苦,因而常常觉得自己很失败,并认为自己本应该做得更好;而撒手不管的人反而很少自责。

当一些家人意识到自己不再爱抑郁症家人时,也会产生负罪感。这种负罪感的成因目前尚未完全明确。甚至有的家庭成员如果背着患者享受生活中的某些乐趣,也会产生负罪感。当患者被送进精神病院时,这种负罪感会更加强烈("现在他周围都是些疯子了")。

简而言之,作为抑郁症患者的家人,你会因为各种理由感到内疚。这与内疚感的本质有关。所有在生活中经历过不好的事情的人,都想要寻求一个解释。"为什么这种事会发生在我身上?"你会因此感到焦虑并一直寻找答案,直到找到一个合理的解释。和大多数人一样,你无法接受"这只是巧合,我运气不好"这样的解释。但人生其实就是一场豪赌,现实和发生在你身上的一切常常不是你能控制的。因此你宁愿选择责怪自己，也不愿认为这是一场巧合。你会告诉自己："要是我……就好了!"或者"要是我没有……就好了!"等等。如果可以把抑郁症这样的大事归咎于某个人，这就意味着只要某个人多加注意、更明智、多一些努力，就可以避免这样的事情发生。通过责怪自己，你可以克服这种无力感，并坚信自己能掌控自己的生活。因此，自责并不像看上去那样"愚蠢"，而是一种心理防御机制。正是由于内疚感具有如此重要的心理意义，所以这种情绪会经常出现并且非常难以应对。

孤独

每个人都生活在一座孤岛上，都活在自己的世界里。大多数人最深切的愿望是找到一个适合两个人生活的岛屿并与另一个人结合。但这样的岛屿是不存在的。即使是彼此深爱的两个人，也有着各自不可替代的其他身份。只是独自一人时，我们会感到不完整、不快乐,所以我们终其一生都在努力接触周围其他岛屿上的人们。每当我们成功与另一个岛上的人取得联系时,都会很开心。

然而有些时候我们成功接触到其他人的概率会降低,比如在患抑郁症期间。抑郁症患者能够看到周围的岛屿,但无法与生活在这些岛上的人们取得真正的联系。现在的他,正感受着前所未有的孤独,因而比以往任何时候都更需要支持和联系。

与患者关系不那么密切的人通常不会发现任何问题,因为他们之间原本就保持着一定的距离。但作为抑郁症患者的伴侣、父母、兄弟、姐妹或朋友,你可能会感觉到与他之间的距离变得越来越远了。你会开始怀念从前与对方的亲密无间。就像你的家人一样,你也会经常因此感到孤独。尤其是当你周围的人试图安慰你,说你的看法太悲观甚至有些小题大作的时候。他们会说:"我没有看出他有任何问题啊!"

这种孤独也可能是其他原因造成的。家人生病后,你与他人、朋友和其他家庭成员的联系可能也会越来越少。如果家人的抑郁症状长时间持续下去，你可能会进一步缩小与外界的接触范围，最后甚至可能完全与外界隔绝。也许你现在探望好友的次数有所减少，因为你不得不独自出行（你的家人不再愿意与外界接触，而是更喜欢待在家里），或因为之前一直是由你的家人充当联系人的角色；也许现在到访的朋友减少了——他们开始避免与你的家人接触，因为与他相处没有那么愉快了。

一位很有自知之明的抑郁症女性患者曾如此描述这一处境：

> 我和其他抑郁症患者一样，脱离了正常的交际圈，已被朋友们列入需要"定期关心"的名单里。这是因为我处境可怜，因为他人对我产生了某种愧疚感（毕竟我从前也是个很有趣的人）。我认为自己陷入这种被"特殊关照"的环境是合乎情理的，这就是情绪障碍患者的宿命，并且最终成为一种自证预言：没人喜欢和我们这种人相处。

坦白说,换作我是别人,我也不想和现在的自己打
交道。

(Betsy Udink,2001)

这种孤独感最糟糕一点的在于,它会强化所有不
好的情绪和感受。如果你本来就已感到愤怒、恐惧、无
力或是悲伤,孤独的加入无异于火上浇油。尤其是当
你根本无处发泄这些不良情绪,并且什么事都只能依
靠自己的力量去完成时。

孤独还是一个陷阱。你越感到孤独,就越难采取
行动改变现状。最后你会发现周围竖起了一堵堵高
墙,自己再也无法逃脱。久而久之,你甚至忘了该如何
与他人取得联系。好不容易遇到一个人,却只会倒苦
水——你会一次性将最近积压的一切痛苦都倾泻出来。

羞耻感

当家人患有抑郁症时,你可能还会因此而感到羞

耻。我将以自己的一个"小研究"为例，来解释这种感觉的源头。

一个月前，我参加了一次同学聚会——与 50 年前一起上小学一年级的 48 名男孩和女孩。筹备组在策划这次活动时，要求每个人提前准备一段自我介绍——篇幅不超一张 A4 纸。"在聚会上我们不可能有时间与每个人都交流一遍，所以通过这种方式我们可以重新互相了解。"应大家的要求，这些简短的自我介绍被收集起来编成了一本小册子。昨天我收到了快递过来的小册子，现在正在翻阅它。令人惊讶的是，每个人介绍自己的模式都是相同的。读到这里你可能已经猜到了。当你被要求在一群陌生人面前进行简短的自我介绍时，你会说些什么？你通常都会谈论自己的职业和工作、婚姻状况以及你是否有孩子。也许你还会介绍一下自己的家庭，并聊聊你有多少兄弟姐妹。如果你的孩子已经成年，你可能还会介绍一下你的孩子受过什么教育，他们从事什么职业以及他们是否有孩子。我的同学们也是如此。

但这很奇怪，明明是"自我介绍"，为什么介绍的内容不只是限定于自己所受的教育和职业呢？原因在于我们的身份和自我价值不仅源自我们的工作，也源自与我们关系亲密的人。所以我们在自我介绍时通常也会谈论我们的婚姻状况、子女甚至孙辈。

也正是出于上述原因，如果你的父母、伴侣、子女或兄弟姐妹得了抑郁症，不仅会影响他们自己的身份认同，也会影响你的身份认同。你很难再以他为荣。如果是你的伴侣患有抑郁症，不论别人是否会议论他，你都可能会感到羞愧。你可能想知道，其他人是否会觉得他得抑郁症多少是你的责任。如果是你的孩子得了抑郁症，情况就更糟了。大多数父母会问自己，在养育孩子的过程中是否做了什么不该做的事？也许你也是这样，正绞尽脑汁问自己对孩子应该更宠爱还是更严厉，或是应该适当放手。

然而，最强烈的羞耻感往往产生于你的抑郁症家人表现出脆弱无助或时而行为不当时，例如当他取消以前对他来说重要的约会或不再履行自己的职责时。

这种羞耻感可能会强烈到让你刻意向外界隐瞒家人的病情。

犹太作家阿摩司·奥兹(Amoz Oz)在他的自传体小说《爱与黑暗的故事》(*Een verhaal van liefde en duisternis*)中承认他在小时候曾与父亲一同合谋隐藏他的母亲患抑郁症的事实:

> 即使对叔叔阿姨,甚至对爷爷奶奶,我和爸爸都没有把整个事实和盘托出,我们轻描淡写,试图掩盖这件事。我们说,她得了重感冒,即便她没有感冒。我们说:她只是偏头疼。我们说:她只是对夜晚特别敏感。有时我们说:她也很累。我们努力说出真相,但不是全部真相。

> 我们也不知道全部真相是什么。但我们心照不宣,即使没有相互串通,我们谁也没有向任何人透露我们二人所了解的一切,我们只是让外界知道一些事实。我们二人从来没有谈论过妈妈的状况。我们只谈论明天该做的事情,谈论日常琐事,

谈论家里需要什么。我们从来没有提到她有什么
不适,只有父亲在没完没了地重复"那些医生,他
们什么也不懂,一点儿也不懂"。①

（Amoz Oz,2005）

　　羞耻感可能还来源于你自己的想法和感受,比如
当你嫉妒别人的境况比你好时——尤其是当你痛苦到
希望所有人和事都受到诅咒时,你的座右铭可能就变
成了"我不幸福,他们也别想幸福"。这时你也会因羞
耻而感到自责。最后,如果你发现自己想放弃你的家
人、与他切断联系,以逃避这种现状时,你同样会产生
强烈的羞耻感。

恐惧

　　恐惧可能是人类情感中最重要的一种,它能保护

① 摘自钟志清译本,译林出版社,2014 年。——译者注

我们免遭危险。我们对抑郁症感到恐惧，是因为这种疾病本身自带危险——它不仅吞噬着患者的生命力，也悄然动摇着患者身边人的生活根基。看到你所爱的人越来越不愿意活动，愈发孤僻，睡眠质量和食欲变差，体重减轻，经常情绪失控……你一定常常感到恐惧。如果是你的孩子患上了抑郁症，你的恐惧更甚，因为你害怕他无法病愈，担心他受病情影响而无法完成学业、朋友或伴侣离他而去、被公司解雇，或需要住进精神病院接受治疗。如果患者是你的伴侣，除了产生上述这样的恐惧，你可能还会担心你的家庭、你的孩子（如果你有孩子的话）都会因此受牵连，害怕他们受家庭氛围影响，甚至也患上抑郁症。当然，还有一个终极恐惧——关于患者自杀的联想。

积极情绪

"危机"一词包含两层含义——"危险"和"机遇"。如果一位与你关系紧密的家人患上了抑郁症，他通常会给你带来一些负面情绪,当然有时也会伴随一些积极情绪。比如,当你的家人因抑郁症而突然展现出脆弱的一面并表示他真的很需要你时,你可能在担心之余还会感到很开心。

当你不得不从你的家人手中接过某些担子或责任,可能会发现自己身上的一些之前从未察觉的潜力。(例如,在 20 世纪第一次和第二次世界大战期间,由于男性需要参战,妇女不得不接管很多以前由男性承担的家庭事务,因此而大大推动了女性解放;通过这种方式,她们发现并发展了自己之前从未使用过的、未知的天赋。)也许你会突然发现自己不为人知的富有爱心的一面:抑郁症的出现可能会让你意识到你有多爱你的家人——一如从前——这会给你力量和耐心,等待对方好起来。

最后,你可能也会因为这段经历而突然明白自己存在的意义和真正想要的是什么。你可能会发现物质财富并不能真正给你带来幸福,亲密关系和你们对彼此的意义才是幸福的源头。

Part 6　让自己坚持下去的秘诀

本章的目标是为读者提供处理或预防(有可能发生的)问题的建议。这些方法可以帮助你更好地为你的家人提供帮助并减轻你的负担,同时也能激励你继续坚持下去。

同样要强调的是,以下内容并非全部适用于你。因此你并不需要完全按照书中的建议去做,选择一些你最感兴趣的建议,并尝试从中受益即可。

先给自己戴上氧气面罩

如果你之前坐过飞机,就会知道空乘人员在起飞前总会进行安全提示。他们会告诉你如果舱内压力下降,必须要戴上氧气面罩;并建议带孩子的家长先给自己戴上面罩,然后再帮孩子戴。

　　第一次听到这个建议时,我感到很惊讶。在我看来,为人父母本能地会先确保孩子的安全,然后才会考虑到自己。思索片刻后,我明白了其中的逻辑:如果先给孩子戴面罩的话,可能还没等给孩子完全戴好,家长自己就会因缺氧而无法完成动作,更别说给自己戴面罩了。在这种情况下,一旦灾难来临,你不仅无法自保,更无法保护孩子。

　　同理,作为抑郁症患者的家人,也应优先考虑自己,并照顾好自己。只有这样,你才有足够的精力为家人提供支持。如果你和他一起跳进情绪深渊,他将无法得到你的任何帮助,不仅他会深陷困境,你也会。反过来,如果你能过好自己的生活,能够通过自己的兴趣爱好和其他休闲活动补充能量,你的家人也会因此获益良多。这也正是他需要的,所以不必为此感到内疚。

　　尤其是如果你与抑郁症家人(比如你的伴侣、父亲或母亲、兄弟或姐妹)生活在同一屋檐下,你更需要为自己留出额外空间。毕竟相较于状态良好的室友，与抑郁症患者相处要耗费更多的精力。因此，不妨每天给自己一个"小奖励"，让自己对生活抱有期待。例如：每天与朋友通个电话、弹半小时钢琴或沉浸地听一会儿音乐、读一读杂志或书籍、散散步、打理花园，等等。

当你照顾抑郁症患者时，最大的危险就是使自己陷入孤立。比如虽然满怀愧疚，但你不得不独自或者因为专注于照顾家人而无暇社交。与他人的联系是生命能量的一个重要来源。因此，继续与他人接触并保持联络，不管对你还是对你的抑郁症家人来说都有百利而无一害。

正如这位抑郁症患者的伴侣所经历的：

我的丈夫患有抑郁症，因此我很熟悉因抑郁症而退缩并与外界隔离的生活模式。起初我对这种孤独感到非常害怕，但当我开始在家庭之外寻找自己的兴趣并建立社交圈时，我觉得自己变得更坚强了,与他人的联系也更加紧密了。现在我变得更加自信,也能够更好地为我的丈夫提供积极的帮助了。现在我不再将和朋友相处以及建立自己的兴趣视为对我丈夫的背叛,而是将其视为能使我们的关系变得更加牢固的因素。

(*Psychologies*,2007)

避免过于挑剔或过度介入

相较于正常人,抑郁症患者更难以忍受他人的批评,负面评价对他们的打击要大得多。他们对自己的看法本就很消极,别人的批评似乎恰好印证了他们的看法,结果使他们更加消极地看待自己。即使别人给出积极的或有建设性的反馈,抑郁症患者也会倾向于关注其中的负面信息,然后他们会想:"看到了吧,我永远都是错的。"

对于抑郁症患者的家属来说,过度介入患者的生活或与患者联系过于紧密也很不利。关于这一问题的精神病学文献经常使用"表达性情感（EE, expressed emotion）这一术语，来描述非正式护理人员自发地对患者表达的看法，尤其是批评、敌意或过激情绪。研究发现，伴侣或其他家庭成员的 EE 得分是评估疾病患者会否再度入院的最佳预测指标，且主要与非正式护理人员的压力增加和负担过重有关（Burns & Rabins，2000 年）。

因此，过于挑剔的态度和对患者生活的过度介入，对患者和你自己都会产生负面影响。患者的康复进程可能会受到影响，即使康复了也有可能复发。（这就是我在第二章中指出最好不要评判你的家人，也不要随意给建议的原因——患者很容易将其视为批评；当你过度介入他的生活时，他同样会感到不舒服。）对你来说，批评他也需要承担负面后果，你会因此承受更大的压力。

那么，我们该如何避免过于挑剔和过度介入呢？

首先，践行上一节的提议，对你来说将会大有裨益：优先考虑自己并过好自己的生活。通过这种方式，也能为患者提供机会,去过好他自己的生活。然后,认识到你无法消除抑郁症家人的痛苦,也不需要为此付出努力——这只会让你更沮丧。一位在成长过程中经历过母亲患抑郁症,后来自己也患上抑郁症的女性曾这样说道:

> 你能为对方做的最好的事情就是让对方尽可能轻松地面对抑郁症。你可以给他做饭,和他在电话上聊天,但不要过度介入对方的生活。你必须允许对方自己承受痛苦。否则,你就可能要承担失去一切而毫无回报的风险,因为你所做的一切外围努力永远没有任何意义。结果就是:你因此放弃了自己的生活,而你的家人或伴侣的病情依然没有好转——最终经历双重失败。
>
> (Gwyneth Lewis,2004)

简而言之,你要让你的家人感受到你对他的爱和关心,但同时也要保持一定距离。这对你的家人和你自己都有好处。当抑郁症患者承受太大压力时，他可能会和你一样：将自己隐藏起来或与外界隔离，比如去另一个房间坐一会儿或者独自走走。不过这本身就是一种应对压力的健康方式，你不用太过担心，也别过度干涉他。当你感到有压力时，也可以通过这种方式给自己充电。

如何对自己的期望进行客观评估并避免过多批评和过度介入，并没有一个通用标准。这主要靠你自己去尝试和探索。最好能够经常与你的家人坦诚交流。问问他想从你这里得到什么，他是否觉得你对他要求过高，他是否认为你太过挑剔或者没有给他足够的空间。你的家人通常可以给出具体的答复。

如果你知道和患者走得太近会给你带来更大的压力，甚至有可能会增加自己患抑郁症的风险，那么对你来说与对方保持适当的距离会更容易。研究表明，与抑郁症患者同住的人患抑郁症的可能性是其他人的两倍。情绪就像流行感冒一样，是会传染的。生活中你会自然地与流感患者保持距离，面对抑郁症患者也应如此。毕竟，比家里有一位抑郁症患者更棘手的情况，是全家陷入情绪泥潭。

接纳自己的情绪

我在上一章中提到，如果你的家人患有抑郁症，你可能会因此而产生各种情绪。那么这一节我们来聊聊：你该如何管理自己的这些情绪？

管理情绪要从接纳它们开始——有时，这甚至是管理情绪中最困难的一步。上一章的内容主要是为了让你能够意识到这些情绪的存在并学会辨识它们。你可能每天都会有那么几个瞬间，感到自己内心涌现出上一章讨论过的某种情绪，然后有种想要立即抛开这种情绪的冲动。但尽量避免这么做，要允许自己有情绪。情绪是内心需求的信号，强烈的情绪往往意味着某件事对你来说非常重要。压抑自己的情绪，只会让你陷入紧张和疲倦之中。相反，如果你能够给这些情绪留出空间并直面它们，情绪通常会有所缓解。

　　当你能够接纳自己的情绪时，你可能会发现自己有一些令自己难以接受的情绪。尽量不要去否定它们。悲伤、绝望、痛苦、羞耻、愤怒、嫉妒等情绪都是正常的。你因对方而生气并不意味着你不爱他或是不再爱他。即使你真的不再爱对方了，也没有理由责怪自己。德国有句谚语："思想是自由的。"（Gedanken sind free.）不仅思想是自由的，情绪也是。尽管我们特别希望自己情绪稳定，但没有人能真正做到这一点。每个人都有消极的和积极的情绪。消极情绪并不会让一个人变成坏人——恶劣行径才会。

　　如果你仍然很难接纳自己的情绪，下面的这个思维实验可能会对你有所助益。假设你遇到一个与自己处境完全相同的人，他和你分享了自己的感受。不论巧合与否，他竟然和你有一样的感受。试问你会因此而责怪他吗？

　　消极情绪往往源于人们不断将自己与他人做比较的倾向。最好不要这样做：最能让人陷入沮丧情绪的行为就是关注那些在你眼里比你幸运的人。但通常你并不了解那些人的真实故事。去年我看了八集《班里最漂亮的女孩》(*Het mooiste meisje van de klas*)这个电视节目。我注意到一点,那些在中学时期因美貌而被同龄人羡慕的女孩,在二十至四十年后同样遇到了痛苦和挫折。比如,这八个女孩每个人都至少离过一次婚。

若你的情绪与你的抑郁症家人相关,最好的方式是与其坦诚沟通。有些人不愿这么做,因为他们认为这会给家人增加负担,或是觉得对方不可能理解自己。这些担忧往往毫无根据。事实上,你完全可以坦白地与对方分享自己的感受,相信你的家人也很愿意倾听你的声音。这甚至可能是一个增进相互了解并拉近彼此距离的机会。

当然,如果你的家人确实无法与外界沟通或者因为与你发生矛盾,以致你无法与其正常交流,那么你还是需要找到一个自己信任的、可以倾诉的人。

下面的建议或许能够帮助你说服对方成为你的倾诉对象。许多人很愿意充当倾听者,但真要他做他又犹豫不决。很大一部分原因是恐惧：因为一旦同意，他们就可能在一天或一周中的任何时间接到电话；而且以后与你每一次接触时他都不得不听你唱"耶利米哀歌"[①]。你可以提前与对方达成协议，约定好交流频率、时间和时长，以消除对方的恐惧。例如，你可以提议在接下来的两个月里，每周在固定时间给对方打一次电话，每次半小时。这样的约定会让对方和你都比较放松，因为你们都很清楚自己的任务是什么。

有的人害怕充当倾听者的另一个原因是：他们认为只会倾听是不够的，还需要帮助对方消除担忧和解决问题。他们担心自己无法做到后者，所以认为自己不是合适的人选。因此，最好提前让对方知道你需要的只是一位倾听者，并不需要他提供解决方案或建议。

如何才能更好地讲述自己的故事？研究表明，单纯发泄情绪，比如仅仅告诉对方你有多愤怒、绝望或内

[①] 耶利米哀歌，《圣经》旧约诗歌智慧书第六卷记载的犹太人在耶路撒冷和圣殿被毁（公元前 586 年）之后所作的哀歌，此处代指"负面倾诉"。——译者注

疚,是"行不通的"。只有尽可能将引起这种情绪的来龙去脉讲清楚,倾诉才有意义。引发情绪的小插曲、事件和日常经历也应该说清楚,越详细越好。这样,不仅对方,你本人也可以更好地了解自己的境况。在谈话过程中,你会慢慢梳理清楚自己的情绪从何而来,并且使混乱的情绪变得有序,从而可以更好地控制自己的情绪,也更好地掌控自己的生活。

不过,有时候要在自己身边找到一个可以倾诉感受的对象,确实很难。又或者也许你认识一些人,但你担心如果向对方示弱的话,你们的关系会受到影响。在这两种情况下,尝试与其他抑郁症患者的亲属接触也是一个解决办法。他们与你处境相同,所以往往更能理解你。为此,大多数精神健康研究机构都会为精神病患者家属提供与抑郁症相关的课程,课上患者家属可以与其他境遇相同的人互相交流经验。

应对压力最直接、最有效的方法就是跳出这个耗尽你精力的困境。如果与家人、密友或其他患者家属的交流仍无法缓解你的压力,或者你非常排斥当众讲述自己的故事，不妨寻求专业帮助，可以考虑家庭医生、社区护士、社会工作者、牧师或是心理咨询师。

也许你是一个不太能够轻易坦露自己情绪的人，那么你是否想过将自己的感受写下来？比如以写日记的形式记录自己或愉快或不愉快的经历和感受。研究表明，坚持写日记的人通常从中受益良多，而且自我感觉更好。写日记之所以如此治愈，是因为它可以给人机会梳理自己的想法和感受，并对此进行客观评估。这能够帮助你重新掌控自己的情感生活并找到内心的平静。

不要总是指望他人的理解

当你最终鼓起勇气讲述自己的故事时，不要理所当然地指望你的倾诉对象会百分百理解你。因为很少有人能够对此做出完全正确的回应，即使专业人士也是如此。通常这并不是因为对方太冷漠，而恰恰是因为他太想要帮助你。他想要帮助你摆脱痛苦情绪。他认为自己能做的最好的事就是安慰你,并为你提供解决方案和建议。比如他可能试图通过如下话语——"生活还在继续","每个人都会经历一段困难时期","好日子近在眼前","试试去旅游一周",帮助你度过这段困难时期。如果你能诚实地面对自己,你可能不得不承认你之前也对其他人说过同样的话。当有人向你寻求支持时,你会发现自己很难找到合适的措辞。在正确的时间说正确的话,确实是很难的一件事。

一位重度抑郁症女患者的丈夫承认,即使是他自己也常常很难找到合适的话语,来安慰参与互助小组的患者家属:

当人们讲述他们的故事时,你必须仔细考虑自己接下来要说什么,以及如何才能让别人振作起来——即使你完全理解对方的感受。正因如此,当有人无法给出正确的回应时,我也不会责怪他。这实在是太难了。

除了不知道该说些什么,还有许多其他的因素,导致他人难以给你提供支持和理解。前面已经讨论过其中的一个原因——他们担心自己一旦有时间,就会不断地受到"耶利米哀歌"的骚扰。其他常见原因还包括:

· 直面他人的痛苦和悲伤会让人意识到自己的脆弱:"类似的事情也可能发生在我身上,但我宁愿不去想它。"

· 成长过程中从未学会理智地应对悲伤和挫折:"我的父母总是说'不要抱怨'。"

· 认为自己不是最合适的人选:"我和他完全是两种人,这种事我做不了。"

· 害怕自己被情绪淹没:"如果她向我讲述她经历了什么,我会哭的。"

· 害怕自己一旦介入,只会让事情变得更糟,甚至让对方受到更多伤害:"谁知道我会说出什么话来?"

如果仔细阅读上述内容，你会发现这些障碍更多是源于人类的局限性和缺点，而非冷酷或缺乏兴趣。理解这一点，可以让你更容易接受他人对你的误解，并从容地面对失望。

当周围的人知道你的家人患有抑郁症时，你也需要应对他们的评判。他们可能会明确对下一步该如何做给出建议。比如是否应该鼓励你的家人服用抗抑郁药物？是应该寸步不离地照顾你的家人，抑或给他空间，不要打扰他？是否应该带着抑郁症家人一起去度假？等等。请做好心理准备——你无法在别人眼中一直都做得很到位。所以不要依赖别人的评判，而要向这个东方寓言中的父亲学习：

　　一天，一位父亲顶着烈日带着儿子和毛驴走过尘土飞扬的克山巷（Keshan）。父亲骑着驴，儿子牵着驴。"可怜的孩子！"一位路人说道："他短小的腿完全跟不上驴子的节奏，你怎么忍心就这样坐在驴子上看着他呢？"父亲把这件事记在了心里，在他们转过街角后他就下了地，让儿子骑着驴。没过多久，一位路人又高声道："真丢人！这个小混蛋像苏丹一样坐在驴子上，可怜的老父亲却在一旁走路。"这句话伤害到了儿子，于是他让父亲和自己一起骑着驴。"你们见过这样的场面吗？"孰料一位蒙着面纱的女人却斥责道，"他们这是在虐待动物！可怜的驴子！它的背都已经快被压弯了，这一老一少却像安坐在沙发上一样！"被言语攻击的两人对视了一眼，一言不发地翻身下地。他们刚随着驴子走了几步，就有一个陌生人取笑他们："谢天谢地，我没你们那么蠢。如果这只驴什么也做不了，甚至连你们中的一个都驮不了，你们何苦要带着它一起出来呢？"父亲给驴喂了一把稻草，然后把手搭在了儿子的肩膀上。他说："不管我们怎么做，总有人不认可我们。既然如此，我认为我们必须自己来决定什么是正确的。"

（Blenk，2006）

原谅自己的过错

受害者只有在原谅加害者后,才能停止伤害自己,这是一条心理学定律。若受害者无法宽恕,就会一直被困在自己的过去里。

对待自身的错误与失误,也是如此。如果你的家人深陷抑郁时,你难免偶尔失控、对他发火、态度冷漠、喜怒无常、失去耐心,或者嫉妒那些比你过得好的人,等等。这些都是正常的反应,尽量不要因长时间的自责而让事情变得更糟,也不要为人性的弱点所困扰。就像原谅别人一样原谅自己。当然,犯错误并不是什么好事,但是原谅自己,能帮你卸下因自责而产生的压力,这实际上会降低你重蹈覆辙的概率。

简而言之,承认现实吧:你只是一个有血有肉的人,也会像其他人一样犯错误。因此,你要学会不断地原谅自己,一次又一次。

通知你周围的人

在家人患上抑郁症之前, 你对这种疾病有过深入的了解吗? 你知道都有哪些症状以及应该如何应对这些症状吗? 答案很可能是否定的。也许你购买或借阅这本书, 正是希望了解更多有关抑郁症的知识以及应对策略。

记住, 能够帮助到你的知识, 也可以帮助你周围的人。他们此刻对抑郁症的无知, 正如你曾经的懵懂。因此, 请耐心与他们分享你所了解到的关于抑郁症的知识及与患者相处的正确方式。如果有必要, 还可以让他们读一读这本书, 以防他们陷入与抑郁症患者互动的怪圈, 对其行为产生误解, 甚至因此切断与其的联系。

同时, 明确表达你的需求。没有人能自然读懂你的心思。如果你与抑郁症家人同住, 你可能更愿意外出与朋友见面而不是待在家中, 因为那样你可以暂时摆脱这一切。所以要让你的朋友知道你的真实想法。当然,如果访客的到来更有助于患者的情绪好转,你不妨多邀请朋友来家里坐坐。

活在当下

有些抑郁症患者的家人很少因压力和紧张而抱怨,他们在很多情况下有一个共同点:通常不会过于关注未来,而是尽可能过好眼下的每一天。早在维多利亚时代,英国人就已经知道当家人患有抑郁症时,这是一种非常有效的应对方法。下文所引用的这段话证明了这一点。这段话出自《献给艾瑞丝的挽歌》(*Iris*)一书,作者约翰·贝利(John Bayley)在这本书中讲述了他的妻子、英国著名作家艾瑞丝·默多克(Iris Murdoch)逐渐失智的过程。

西德尼·史密斯(Sidney Smith)牧师是简·奥斯汀时代一位开明的传教士,他鼓励深受抑郁困扰的教区居民"要活在当下——只关注午餐或晚餐吃什么"。在她的苦难刚开始的时候，我经常和艾瑞丝这么说，就好像这是一个只要坚持下去就能解决一切的药方。有时我会把这句话当作一句咒语，以玩笑的口吻说出来，只为逗她一笑。如果我以一种诙谐的方式去演绎如何才能"只顾当下"地生活时，有时确实能够奏效。

(John Bayley, 1999)

试着花一个小时记录一下你的思绪神游到未来的频率，然后想想这可能导致什么样的后果、问题和状况。例如，你可能会对未来做出悲观的预测："我很确定今晚是无法再合眼了，明天将会是崩溃的一天。"仅仅只是这样说和这样想，你可能就已经疲惫不堪了，更别提对前景抱有什么希望了。最重要的是，你已经在为尚未发生的事承受痛苦。正如一首古老的民歌所述："人类的痛苦通常都源自对未知痛苦的恐惧，但这种未知痛苦其实永远不会出现。所以人类承受的痛苦总是比上帝施加给他的要多。"

除了将精力浪费在尚未发生的事情上,你还有可能会沉迷于过去。这里指的是对已经发生的事情反复纠结。这对你来说毫无意义:你无法改变过去,却可能因沉溺其中而错失当下的疗愈时机。

因此,尽可能活在当下,尽可能不担心明天的事。毕竟,没有什么比担心未来可能发生的事——尤其是不好的事,更能耗费人的精力和给人造成压力了。如果你的脑子里一直充斥着世界末日的场景,这将会毁掉你的生活。

当你越来越专注于自己手头的事情时,生活也会给你带来更多满足感,各种疾病对你造成的影响也会大大减少。这就像当你牙痛时打开电视,专注地观看一档精彩的节目,疼痛感往往会减轻很多。

当然,活在当下并不意味着罔顾未来,也不意味着不需要为未来做好准备。时不时有意识地展望未来也是非常有意义的,比如问问自己未来可能会遇到什么样的问题以及可以采取什么应对措施。活在当下,意味着在回答了关于未来的问题后，你决定不再花大部分时间杞人忧天，而是专注于手头的事情。

专注于可以解决的问题

> 主啊，请赐予我平静，去接受我无法改变的；请赐予我勇气，去改变我能改变的；请赐予我智慧，去分辨这两者的区别。

这是德国神学家雷茵霍尔德·尼布尔（Reinhold Niebuhr）博士于 1935 年写下的一段简短的祈祷文，其中包含了一个非常重要的人生智慧。有些人花费了很多不必要的精力去对抗那些无法改变的事实。他们无法接受现实。有些人遇到问题只会抱怨、发牢骚，即使他明明可以采取一些措施来解决这些问题。

我刚才提到，时不时有意识地展望未来也是非常有意义的，比如问问自己未来将会遇到什么样的问题以及可以采取什么应对措施。应对压力最直接、也最有效的方式就是改变这种消耗你的精力的现状。我想你现在可能知道我要聊什么了。偶尔花点时间思考一下自己当前正面临的问题或是你认为未来可能会遇到的问题，然后问问自己："哪些问题是我可以解决的？哪些问题是我应该接受的？"

下面这个简单的方法可能会对你有所帮助。拿一张纸或坐在电脑前，写下困扰你的问题，最多只能写七个。然后针对每个问题问自己："这个问题能解决吗？能还是不能？"对无法解决的问题说"不"，并告诉自己："学会接受它。"

然后选择一个你现在或是不久的将来会关注的可以解决的问题。有意识地只关注一个问题，这样能够最大程度地提升成功的概率。将军们早就知道：在两条或多条战线上同时作战，往往胜算非常低。

接下来就如何解决这一问题制订一个简单的计划。首先尽可能列出多个解决方案，然后选择一个最适合你的方案，再确定何时开始实施。最好让其他人也参与进来或将你的计划告诉其他人——有他人在，你会变得更有执行力，因为你不想让他们看到你失败。

保持社交联系

当家人深陷抑郁时，你可能会经常因家中压抑的氛围而想要逃离。但更大的危险在于：你可能比以往更频繁、更长时间地留守家中——尤其是如果患者曾是维系社交的核心，如今却不再有精力和动力继续时。其他导致你社交减少的常见原因还包括：你觉得患者需要你留在家中，并尽可能多地陪伴他；或者当你抛下患者而独自外出时，你会感到内疚；又或者因为羞于让朋友知道家人的病情，你不再敢邀请他们来家里做客。在上文中我刻意用了"危险"一词，因为与外界的联系是生命能量的重要来源。所以无论是为了自己还是为了患者，你都需要维持与外界的联系，多跟朋友见见面，聊一聊。如果患者不愿参与，也不必勉强他，与他约定定期让你独自外出——不必为此感到内疚。如果还是过意不去，不妨回忆一下"先给自己戴上氧气面罩"这一节的内容。

每天做些开心的事情

目前最广为人知、最有效的治疗方式之一是认知行为疗法（详见第三章）。在治疗过程中应用这种疗法的治疗师几乎都会问抑郁症患者一个标准问题："你是否已经停止那些以前能够令自己感到愉悦的活动?"答案往往是肯定的。因此这种治疗方式的一个重要目标是鼓励患者重拾自己的爱好。为什么? 就像社交一样,令人愉悦的活动可以为患者提供能量。

事实上,这一原则并非仅适用于抑郁症患者,而是适用于所有人! 即使你还未曾受到低落情绪的困扰,持续参与一些令你感到愉悦的活动,也可以显著降低你未来陷入情绪低谷的概率。

令人愉悦的活动可以是散散步、看一部你喜欢的肥皂剧、读一本书或杂志、玩填字游戏、弹钢琴、整理花园、给你的儿孙或朋友打电话、听听音乐,等等。

如果可以的话，最好在你处理完讨厌的事务或者完成日常工作之后，立即开展这项令人愉悦的活动。这个方法一举两得。它可以防止你在完成日常琐事时一拖再拖或是因此而变得烦躁不安，还可以有效减轻你的心理负担，因为它总会带给你愉悦的回报。

关注压力信号并认真对待它们

与抑郁症患者一起生活可能时常会让你情绪紧绷。本节的内容将为你提供一些小技巧，以帮助你保持身心健康。

如何判断你对自我是否要求过高？当你压力过大时，你的身体和思想都会向你发出警告的信号。这些信号可以通过身体、心理和行为等多种形式表现出来。常见的身体信号包括：头痛、肠胃不适、肩背疼痛、头晕、持续疲劳，等等。常见的心理信号包括：紧张、健忘、烦闷、多虑、无精打采、兴致缺缺，等等。常见的行为信号包括：坐立不安、急躁易怒、抽烟喝酒增多、抱怨频繁,等等。

当你对自己要求太高时,这三种信号可能会同时显现出来。每个人都有自己的薄弱点——一旦压力过载,问题将首先在此处显现。

如果长期忽视这些信号,情况就有可能变得更糟。紧张最终会变为过度紧张,疲倦会变为精疲力竭,情绪低落则会变为抑郁症。因此,一旦你发现自己身上发出了上述某些信号,并且持续时间越来越长或症状越来越严重,请联系你的家庭医生。你也可以去当地的心理健康支持中心,或咨询你信任的其他心理顾问。

身心长期超负荷工作,会让你对家人的关心变得机械而没有温度:因为耐心耗尽,你的回应会变得简短敷衍,而且很容易发火。此时,你的身体和思想发出的压力信号会越来越密集,急切要求你恢复正常——如果继续无视它们,你可能会成为家里的下一位病人。

尊重彼此处事风格的差异

抑郁症患者往往难以维持正常的生活。他们都会不同程度地遇到相似的问题：疲倦、不想出门，无法与家人、朋友、熟人或陌生人正常社交，对看电视、读书、参与活动缺乏兴趣，等等，问题太多了。简而言之，患者会面临一系列失去。

和失去其他东西一样，这种失去也需要时间消化。人们应对失去的方式是非常个人化的。有的人会通过向他人倾诉排解，有的人却一再退缩，不愿与他人交流。有的人会长期无法接受现实（他坚持认为"我没有任何问题"），而有的人很快就会意识到并承认自己有问题。不仅抑郁症患者必须要接受自己已经不是原来的自己这一事实，周围的人也需要面对这一转变。

面对家人患病这一事实，你和家人都难免感到痛苦，但你们的应对和表达方式可能会有很大差异。也许患者几乎不想谈论他的感受，但你渴望沟通；也有可能情况恰好相反。这种在应对痛苦的方式上的巨大差异可能会导致误解，并让气氛变得很紧张。尤其是如果其中一方（或双方）认为自己的方式才是唯一正确或最好的方式时。

重要的是你要认识到并不存在唯一正确或最好的方式，并且要尊重彼此处理问题的风格差异。不愿谈论或过多谈论自己的感受，这两种方式都没有错，适合自己的才是最好的。

从信仰中汲取力量

我父亲五十八岁时被诊断出帕金森综合征。几年后，他又患上了阿尔茨海默病。他忍受了整整二十年的痛苦。和许多其他帕金森患者一样，我父亲也曾经历了一段非常抑郁的时期。有时候，他会突然对着我们大叫："去拿一把斧头吧，把我的头砍下来！"母亲二十年如一日地照顾他，我亲眼见证了这份重担如何压弯她的脊背。五年前，母亲也患上了阿尔茨海默病，然而她至今仍非常清楚地记得和我父亲一起度过的艰难时光。她现在经常说："如果没有信仰支撑，我可能早就被压垮了。我经常祷告并从中获得了很多力量。"事实上，我的母亲并非孤例，很多人在人生的至暗时期都得到了信仰的支持。

因此我给有宗教信仰的人的建议是：坚持祷告。祈祷你所爱的人摆脱痛苦并康复。祈祷自己能够充满力量、耐心、宽容并有创造力地发挥天赋。祈祷你所爱的人能够通过这次与疾病的斗争而变得更加坚强，并从中吸取教训。祈祷这场危机让你们的关系变得更加亲密。

参考文献

Part 1

Lütz，Manfred（2009）.*Irre. Wir behandeln die Falschen.*
Gütersloher Verlagshaus，Gütersloh.

Klein，Ger（1994）.*Over de rooie.* Autobiografische
notities van een voormalig PvdA-politicus over zijn manisch-
depressieve ziekte. Balans，Amsterdam.

Part 2

Lütz，Manfred（2009）.*Irre. Wir behandeln die Falschen.*
Gütersloher Verlagshaus，Gütersloh.

Strauss，Claudia J.（2004）.*Talking to depression. Simple
ways to connect when someone you love is depressed.* NAL
Trade，New York.

Part 3

Blom，M. B. J. （2007）. *Combination treatment for depressed outpatients*. Academic Thesis，Amsterdam.

CBO，Kwaliteitsinstituut voor de Gezondheidszorg & Trimbos-instituut（2005）.*Multidisciplinaire richtlijn depressie. Richtlijn voor de diagnostiek en behandeling van volwassen cliënten met een depressie*. Trimbos-instituut，Utrecht.

Cuijpers，P.，A. van Straten，L. Warmerdam & G. Andersson（2008）. 'Psychological treatment of depression：A meta-analytic database of randomized studies'. In：*BMC Psychiatry*，8：36.

DeRubeis，Robert J. et al.（2005）. 'Cognitive therapy vs medications in the treatment of moderate to severe depression'. In：*Arch Gen Psychiatry*，62：409−416.

Hopkins Tanne，Janice（2005）. 'Cognitive therapy is as good as drugs for depression'. In：*BMJ*，april；330：810.

Mieras，Mark（2007）.*Ben ik dat?* Nieuw Amsterdam，Amsterdam.

Spijker，J.，J. Huyser & M.B.J. Blom（2006）. 'De multidisciplinaire richtlijn Depressie'. In：*Tijdschrift voor*

Psychiatrie, 48, 921-925.

Turner, E.H., A.M. Matthews, E. Linardatos, R.A. Tell & R. Rosenthal (2008). 'Selective publication of antidepressant medication and its influence on apparent efficacy'. In: *The New England Journal of Medicine*, 358, 252-260.

Part 4

Bakker, Bram (2008). 'Antidepressiva weer onder vuur'. In: *AD*, 8 november 2008.

CBO, Kwaliteitsinstituut voor de Gezondheidszorg & Trimbos-instituut (2005). *Multidisciplinaire richtlijn depressie. Richtlijn voor de diagnostiek en behandeling van volwassen cliënten met een depressie.* Trimbos-instituut, Utrecht.

Licht, Els (2008). *The long term prognosis of depression in primary care.* Promotie Vrije Universiteit, 18 april.

Prins, M., P.F.M. Verhaak, J.M. Bensing, K. van der Meer (2008). 'Health beliefs and perceived need for mental health care of anxiety and depression - the patients' perspective explored.' *Clinical Psychology Review*, vol. 28, no. 6, p. 1038-1058.

Oudenhove, Chantal van, Iris De Coster, Hans van den

Ameele, Jürgen De Fruyt & Michiel Goetinck （2007）. *De aanpak van depressie door de huisarts*. LannooCampus, Leuven.

Verhulst, Jan （2001）. *Jezelf kunnen, willen, durven veranderen*. Swets & Zeitlinger, Lisse.

Vermeulen, Margreet （2008）. 'Dieper dan een dip'. In: *de Volkskrant*, 22 januari 2008.

Part 5

National Institute for Clinical Excellence （2004）. *Depression. Management of depression in primary and secondary care*. Clinical Guideline 23. London, nice.

Spijker, J., J. Huyser & J. Blom （2006）. 'De multidisciplinaire richtlijn Depressie. Een mmentaar'. *Nederlands Tijdschrift voor Psychiatrie*, nr. 2, 921-925.

Part 6

Burns A. & P. Rabins （2000）. 'Carer burden in dementia.' *International Journal of the Geriatric Society*. 15, 9-13.

专有名词

双相情感障碍 bipolar disorder

激越性抑郁症 agitated depression

荷兰人文与社会科学高级研究所 The Netherlands Institute for Advanced Study in the Humanities and Social Sciences,NIAS

精神健康护理机构 Geestelijke Gezondheidszorg-instelling,GGZ-instelling

理性情绪疗法 rational-emotive therapy ,RET

认知行为疗法 cognitive behavior therapy,CBT

人际关系疗法 interpesonal therapy,IPT

焦点解决短期疗法 solution-focused brief therapy,SFBT

正念疗法 mindfulness

接纳与承诺疗法 acceptance and commitment therapy,ACT

回溯疗法 Regression therapy

心理动力学疗法 psychodynamic therapy

神经语言程序 neuro-linguistic programming

催眠疗法 hypnotherapy

叙事疗法 narrative therapy

交易分析疗法 transactional analysis therapy

格式塔疗法 gestalt therapy

存在主义疗法 existential therapy

佩索心理疗法 pesso-psychotherapy

综合疗法 integrative therapy

单胺氧化酶 monoamine oxidase,MAO

荷兰家庭医生协会 Nederlands Huisartsen Genootschap,NHG

英国国家临床医学卓越研究所 National Institute for Clinical Excellence,NICE

电击疗法 emission computed tomography, ECT

氯胺酮 ketamine

经颅磁刺激 trancranial magnetic stimulation, TMS

声　明

本书中的一些段落与皮姆·奎珀斯所著的《抑郁症》(*Depressie*, 1997 年) 一书中的部分内容有一定相似之处。这并非巧合。我曾与皮姆·奎珀斯一起为荷兰 Teleac 广播电视公司撰写了《照顾他人：抑郁症患者家庭成员指南》(*Zorgen voor een ander. Een gids voor zorgende familieleden*, 1996 年) 一书。皮姆·奎珀斯在《抑郁症》一书的后半部分清楚地提到，他在写作时引用了上述合著的部分内容，"特别是胡布·布伊森所写的内容"。皮姆还提到，他引用了我的作品《老年抑郁症患者》(*Depressie bij ouderen*, 1996 年) 中"陷入抑郁互动的怪圈"一节的相关内容。在此我明确声明：本书部分借鉴了上述两部早期作品；当然，95%以上的内容都是全新创作的。

译后记

翻译这本关于抑郁症治疗的书时，我常觉得自己像一个在雾中摆渡的人。那些晦涩的医学术语、饱含痛楚的患者独白、严谨科学的治疗方案，曾如沉疴般压在笔尖；而当最后一个句号落下时，却看见每个译词都泛着水光——原来词语不仅能描摹痛苦，更沉淀着破雾而行的力量。

翻译中的思潮喷涌

最初的难题，是如何让"经颅磁刺激""认知行为疗法"这类术语穿透专业壁垒，又不折损其科学内核。更棘手的是患者自述的转译，当原文中关于疼痛的形容词遇到中文语境，我反复推敲"钝痛、刺痛、抽痛、啃噬感、灼烧感"等表述，最终保留了痛感的具象性，也让读者能触摸到那份沉重。更难的是转译书中的隐喻世界。当原文写下"身体在燃烧"，我试图在中文里找到对应的窒息感，最终落笔为"仿佛深处火海之中"，那些查阅过的专业词典，最终都化作了对生命褶皱的敬畏。

黑暗中的疗愈微光

当翻译到第二章"家人如何提供支持"时，书中有这样一句话："我知道深渊之外有生命，有人在那里等着我"，这种绝望中的坚守和温暖，恰是作为译者应该传达给读者的希望，此刻我不再是文字的搬运工，而是苦痛的解读者。是这本书告诉了我，家人和朋友的支持和理解，永远是疾风骤雨里最温暖的港湾。"只要你需要，我会一直在"，"生活有时就是如此不公和艰难"，"没关系。这需要时间，很多时间"……此时此刻，最克制的文字却承载了最汹涌的爱意和情绪，也让这本充满了科学名词和解释的书有了血肉的温度。

作为译者的双重凝视

这本书的独特之处,在于它把科学严谨性织进了传统叙事里。当介绍"药物疗法"这一章节时,我既要准确翻译三环类抗抑郁药的化学结构,又要让读者体会到药物成瘾导致的身处"地狱"之感。翻译接近尾声时,我重读全书,发现那些曾让我卡壳的专业术语,已在反复打磨中化为可触摸的意象:"认知重构"成了"拆除内心的危楼","人际心理治疗"是"在关系的土壤里重新播种"。

这本书打破了抑郁症"个人困境"的刻板认知,将患者与家人的双重叙事交织成网,让我们看见:对抗抑郁从来不是一个人的战争。书中患者的自述像一面棱镜,折射出病情反复时的自我怀疑、被情绪吞噬的窒息感,却也藏着"哪怕多撑一天也是胜利"的韧性。而家人的视角则揭示了另一种困境:他们在恐慌中学习辨别症状,在无措中摸索沟通方式,甚至要直面"善意是否成为负担"的拷问。这种双重书写让我突然意识到,抑郁的阴影下,患者与家人其实是共享风暴的同舟者,唯有彼此看见才能找到破局的线索。

致读者

交稿那天,窗外正下着春雨。我忽然明白,翻译这本书的过程,本身就是一场旷日持久的疗愈。那些被反复推敲的词语,那些为了精准而查阅的文献,那些在深夜与文字对峙的时刻,都让我更懂得:抑郁的黑暗里,最珍贵的是"被看见"的瞬间。

亲爱的读者,当你翻开这本书,或许会在某段文字里遇见自己的影子——无论是药物说明书般的抑郁症指南,还是患者日记般的自我剖析,它都试图告诉你:你不是独自在深渊中跋涉。书里的每一个治疗方案、每一段案例分享、每一次对"希望"的谨慎书写,都是译者与作者共同为你备好的火把。愿你在阅读中,既能找到拆解痛苦的工具,也能发现:即使身处长夜,也有无数人在努力让星光折射进你的窗棂。

张轶弛于北京
2025 年 6 月 4 日